# DEN VEGANISKE BIBELEN AV TOFU, SEITAN OG TEMPEH OPPSKRIFTER

100 nyeste oppskrifter fra hele verden for å gjøre ditt veganske og vegetariske liv enda rikere

Joe Clarke

© Copyright 2022 - Alle rettigheter reservert.

Følgende bok er gjengitt nedenfor med mål om å gi informasjon som er så nøyaktig og pålitelig som mulig. Uansett, kjøp av denne boken kan sees på som samtykke til det faktum at både utgiveren og forfatteren av denne boken på ingen måte er eksperter på emnene som diskuteres innenfor, og at eventuelle anbefalinger eller forslag som er gitt her kun er for underholdningsformål. Fagfolk bør konsulteres etter behov før noen av handlingene som er godkjent her.

Denne erklæringen anses rettferdig og gyldig av både American Bar Association og Committee of Publishers Association og er juridisk bindende i hele USA.

Videre vil overføring, duplisering eller reproduksjon av noe av følgende arbeid, inkludert spesifikk informasjon, anses som en ulovlig handling, uavhengig av om den gjøres elektronisk eller på trykk. Dette strekker seg til å lage en sekundær eller tertiær kopi av verket eller en innspilt kopi og er kun tillatt med uttrykkelig skriftlig samtykke fra utgiveren. All tilleggsrett forbeholdes.

Informasjonen på de følgende sidene anses stort sett som en sannferdig og nøyaktig redegjørelse for fakta, og som sådan vil enhver uoppmerksomhet, bruk eller misbruk av den aktuelle informasjonen av leseren gjøre eventuelle resulterende handlinger utelukkende under deres ansvarsområde. Det er ingen scenarier der utgiveren eller den opprinnelige forfatteren av dette verket på ingen måte kan anses ansvarlig for vanskeligheter eller skader som kan ramme dem etter å ha utført informasjonen beskrevet her.

I tillegg er informasjonen på de følgende sidene kun ment for informasjonsformål og bør derfor betraktes som universell. Som det sømmer seg for dens natur, presenteres den uten forsikring om dens forlengede gyldighet eller midlertidige kvalitet. Varemerker som er nevnt gjøres uten skriftlig samtykke og kan på ingen måte anses som en påtegning fra varemerkeinnehaveren.

## Sommario

**INNLEDNING** ................................................................. 7

1. BØNNEMASSE MED ØSTERSSAUS ........................................ 9
2. FRITYRSTEKT TOFU ................................................... 11
3. FERMENTERT BØNNEMASSE MED SPINAT ................................ 12
4. STUET TOFU .......................................................... 14
5. KINESISKE NUDLER I PEANØTT-SESAMSAUS ............................ 16
6. MANDARIN NUDLER ................................................... 18
7. BØNNEMASSE MED BØNNESAUS OG NUDLER ............................. 20
8. TOFU FYLT MED REKER ............................................... 22
9. BØNNEMASSE MED SZECHWAN-GRØNNSAKER ............................ 24
10. BRAISERT TOFU MED TRE GRØNNSAKER ................................ 26
11. SVINEKJØTTFYLTE TOFUTREKANTER .................................. 28
12. TRANEBÆRPANNEKAKER MED SIRUP ................................... 30
13. SOYAGLASERT TOFU .................................................. 32

TOFU I CAJUN-STIL ..................................................... 35

14. SPRØ TOFU MED SYDENDE KAPERSAUS ................................ 37
15. COUNTRY-STEKT TOFU MED GYLDEN SAUS ............................. 39
16. APPELSINGLASERT TOFU OG ASPARGES ............................... 41
17. TOFU PIZZAIOLA ..................................................... 43
18. "KA-POW" TOFU ...................................................... 45
19. TOFU I SICILIANSK STIL ............................................ 47
20. THAI-PHOON STIR-FRY ............................................... 49
21. CHIPOTLE-MALT BAKT TOFU .......................................... 51
22. GRILLET TOFU MED TAMARINDGLASUR ................................. 52
23. TOFU FYLT MED BRØNNKARSE ......................................... 54
24. TOFU MED PISTASJ-GRANATEPLE ...................................... 56
25. SPICE ISLAND TOFU ................................................. 58
26. INGEFÆRTOFU MED SITRUS-HOISINSAUS .............................. 60
27. TOFU MED SITRONGRESS OG SNØERTER ............................... 62

| | | |
|---|---|---|
| 28. | DOBBEL-SESAM-TOFU MED TAHINISAUS | 64 |
| 29. | TOFU OG EDAMAME GRYTERETT | 66 |
| 30. | SOYABRUNE DRØMMEKOTELETTER | 68 |
| 31. | MY KINDA MEAT LOAF | 70 |
| 32. | VELDIG VANILJEFRENCH TOAST | 72 |
| 33. | SESAM-SOYA FROKOSTPÅLEGG | 74 |
| 34. | RADIATORE MED AURORA SAUCE | 75 |
| 35. | KLASSISK TOFU LASAGNE | 77 |
| 36. | RØD CHARD OG SPINAT LASAGNE | 79 |
| 37. | STEKT GRØNNSAKSLASAGNE | 81 |
| 38. | LASAGNE MED RADICCHIO OG SOPP | 84 |
| 39. | LASAGNE PRIMAVERA | 86 |
| SVART BØNNE- OG GRESSKARLASAGNE | | 89 |
| 40. | CHARD-STUFFED MANICOTTI | 91 |
| 41. | LASAGNEHJUL | 97 |
| 42. | GRESSKARRAVIOLI MED ERTER | 99 |
| 43. | ARTISJOKK-VALNØTT RAVIOLI | 102 |
| 44. | TORTELLINI MED APPELSINSAUS | 105 |
| 45. | GRØNNSAK LO MEIN MED TOFU | 107 |
| 46. | PAD THAI | 109 |
| 47. | DRUNKEN SPAGHETTI MED TOFU | 111 |

## TEMPEH ............................................................................. 113

1. Spaghetti       114 i Carbonara-stil       113

## INTRODUKSJON

Hvis du ønsker å blande sammen proteinkildene dine med plantebaserte kraftsentre, trenger du ikke lete lenger enn Tofu som et lettlaget vegansk eller vegetarisk alternativ. Tofu er fleksibel, matlagingsmessig. Dette er fordi det kommer i en rekke teksturer (avhengig av hvor mye vann som presses ut) og er ganske tørt. Fordi det er relativt smakløst, tar det andre smaker godt uten å konkurrere med dem.

Tofu, også kjent som bønnemasse, er en matvare tilberedt ved å koagulere soyamelk og deretter presse den resulterende ostemassen til solide hvite blokker med varierende mykhet; den kan være silkeaktig, myk, fast, ekstra fast eller superfast. Utover disse brede kategoriene, er det mange varianter av tofu. Den har en subtil smak, så den kan brukes i salte og søte retter. Den er ofte krydret eller marinert for å passe til retten og dens smaker, og på grunn av dens svampete tekstur absorberer den smaker godt.

Hvis du aldri har jobbet med det før, kan det være skremmende å lage tofu. Men når du først har lært litt om det, kan det ikke være lettere å tilberede tofu godt! Nedenfor finner du de deiligste og enkleste oppskriftene du kan lage mat som en proff!

**Enkle tips for matlaging av tofu:**

- Pass på at du velger riktig tekstur. I dagligvarebutikker varierer det fra silke til fast og ekstra fast. Myk silketofu ville være mitt valg for å blande inn i desserter eller skjære i misosuppe, men hvis du serverer den som hovedrett eller topper den på boller, er ekstra fast det du trenger. Den har en sterkere, tettere tekstur og mindre vanninnhold enn andre typer tofu. Merk: Jeg foretrekker å kjøpe økologisk tofu laget uten genmodifiserte soyabønner.

- Press den. Tofu inneholder mye vann, og du vil presse det meste ut, spesielt hvis du baker, griller eller steker det. Tofupresser er tilgjengelig i butikkene, men det er ikke nødvendig å ha en. Du kan bruke en stabel med bøker, eller bare gjøre det jeg gjør, og bruke hendene til å trykke den lett i et kjøkkenhåndkle eller tørkepapir. (Bare pass på at du ikke presser for hardt, ellers smuldrer det opp!)

- Krydder. Den. Opp. Det er en grunn til at tofu blir flak for å være blid, og det er fordi det er det! Pass på å krydre den godt. Du kan marinere den, eller tilberede den med en sprøbakt tofuoppskrift.

1. **Bean Curd med østerssaus**

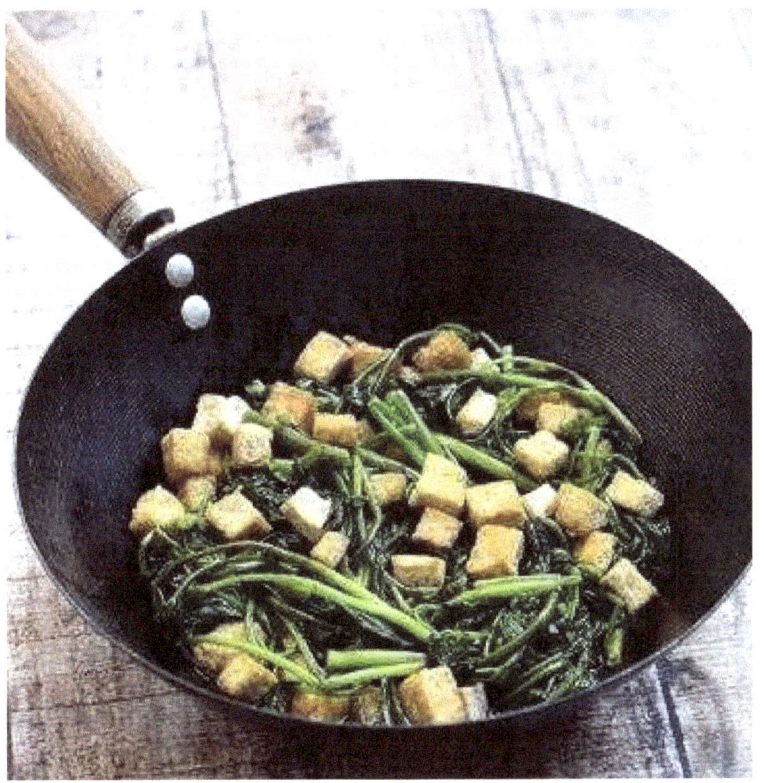

- 8 gram bønneostmasse
- 4 gram fersk sopp 6 grønne løk
- 3 stilker selleri
- rød eller grønn pepper
- spiseskjeer vegetabilsk olje 1/2 kopp vann
- spiseskje maisstivelse
- spiseskjeer østerssaus 4 ts tørr sherry
- 4 ts soyasaus

Skjær bønnemasse i terninger på 1/2 tommer. Rens sopp og skjær i skiver. Skjær løk i 1 tommers biter. Skjær selleri i 1/2 tomme diagonale skiver. Fjern frøene fra pepper og kutt pepper i 1/2 tommers biter.

Varm 1 ss olje i wok over høy varme. Kok ostemassen i oljen, rør forsiktig, til den er lysebrun, 3 minutter. Fjern fra pannen.

Varm gjenværende 1 ss olje i wok over høy varme. Tilsett sopp, løk, selleri og pepper, stek i 1 minutt.

Sett bønnemassen tilbake i woken. Kast lett for å kombinere. Bland vann, maisstivelse, østerssaus, sherry og soyasaus. Hell over blandingen i wok. Kok og
rør til væsken koker. Kok og rør i 1 minutt lenger.

2. **Frityrstekt tofu**

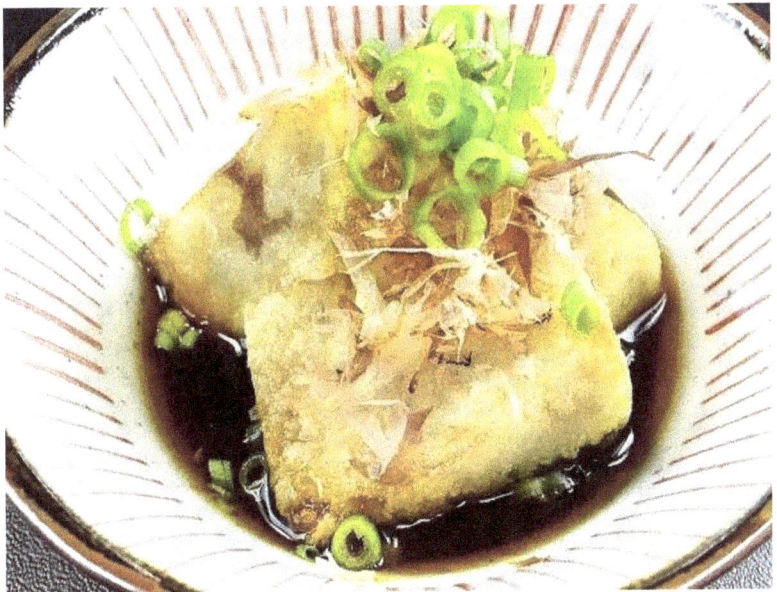

- 1 blokk fast tofu
- ¼ kopp maisstivelse
- 4–5 kopper olje til frityrsteking

Tøm tofuen og kutt i terninger. Dekk med maisstivelsen.

Tilsett olje i en forvarmet wok og varm opp til 350°F. Når oljen er varm, tilsett tofu-firkantene og frityrstek til de blir gylne. Tørk av på tørkepapir.

**Gir 2¾ kopper**
Denne smakfulle og næringsrike shaken er en ideell frokost eller ettermiddagsmat. For ekstra smak, legg til sesongens bær.

### 3. Fermentert bean curd med spinat

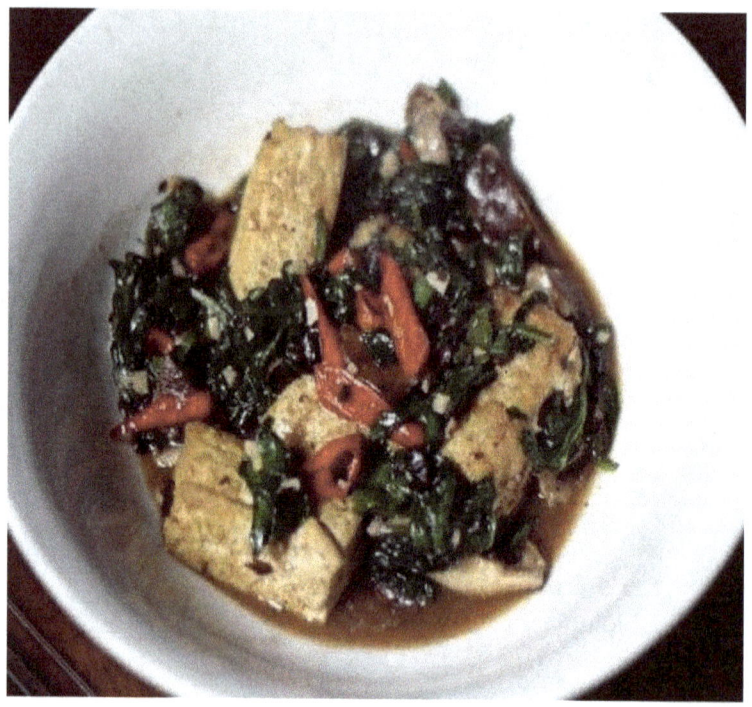

- 5 kopper spinatblader
- 4 terninger fermentert bønneostmasse med chili
- En klype femkrydderpulver (mindre enn en ⅛teskje)
- 2 ss olje til steking
- 2 fedd hvitløk, finhakket

Blancher spinaten ved å dyppe bladene kort i kokende vann. Tøm grundig.

Mos de fermenterte tofuterningene og bland inn femkrydderpulveret.

Tilsett olje i en forvarmet wok eller panne. Når oljen er varm, tilsett hvitløk og stek kort til den er aromatisk. Tilsett spinaten og stek i 1–2 minutter. Tilsett den moste bønneosten midt i woken og bland med spinaten. Stek gjennom og server varm.

4. **Stuet tofu**

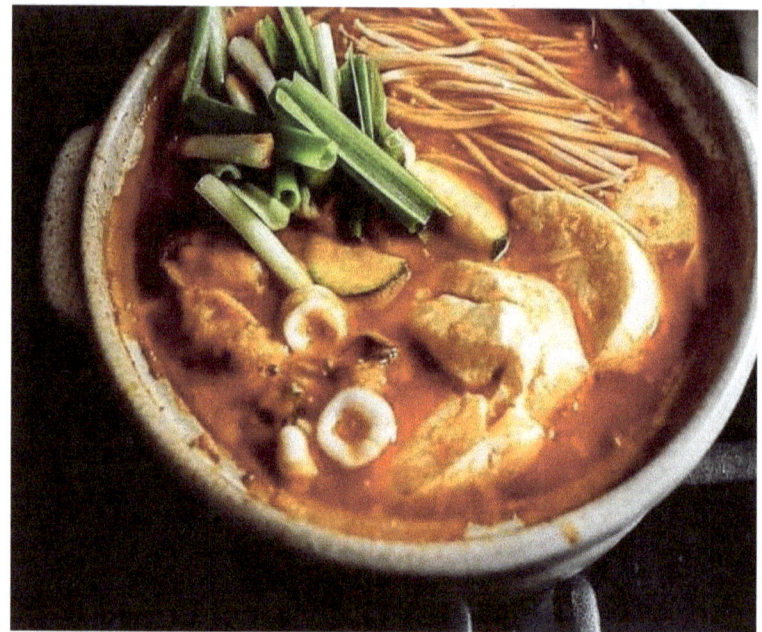

- 1 pund biff
- 4 tørkede sopp
- 8 gram presset tofu
- 1 kopp lett soyasaus
- ¼ kopp mørk soyasaus
- ¼ kopp kinesisk risvin eller tørr sherry
- 2 ss olje til steking
- 2 skiver ingefær
- 2 fedd hvitløk, finhakket
- 2 kopper vann
- 1 stjerneanis

Skjær kjøttet i tynne skiver. Bløtlegg den tørkede soppen i varmt vann i minst 20 minutter for å bli myk. Klem forsiktig for å fjerne overflødig vann og del.

Skjær tofuen i ½-tommers terninger. Kombiner den lyse soyasausen, mørk soyasaus, Konjac risvin, hvit og brun og sett til side.

Tilsett olje i en forvarmet wok eller panne. Når oljen er varm, tilsett ingefærskivene og hvitløken og stek kort til den er aromatisk. Tilsett oksekjøttet og stek til det er brunt. Før biffen er ferdig stekt, tilsett tofuterningene og stek kort.

Tilsett sausen og 2 dl vann. Tilsett stjerneanis. Kok opp, skru ned varmen og la det småkoke. Etter 1 time, tilsett tørket sopp. La småkoke i ytterligere 30 minutter, eller til væsken er redusert. Fjern eventuelt stjerneanisen før servering.

## 5. Kinesiske nudler i peanøtt-sesamsaus

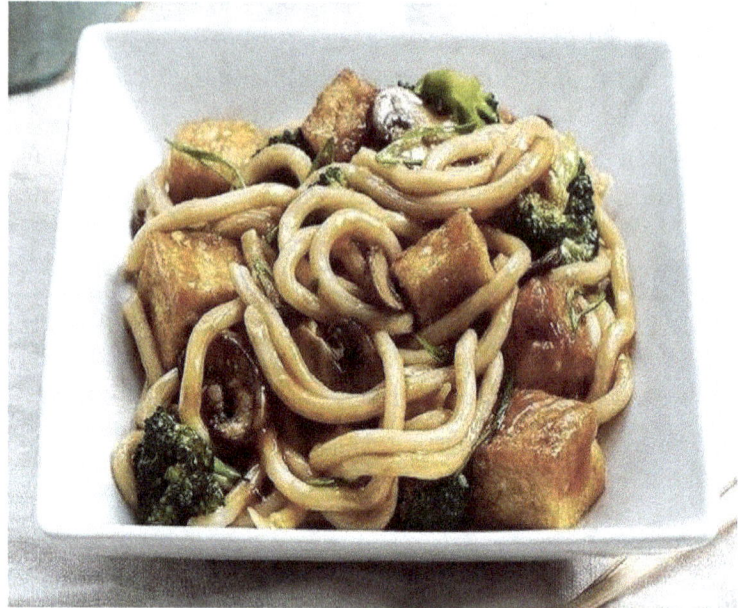

- 1 lb. nudler i kinesisk stil
- 2 ss. mørk sesamolje

**KLEDNING:**
- 6 ss. peanøttsmør 1/4 kopp vann
- 3 ss. lett soyasaus 6 ss. mørk soyasaus
- 6 ss. tahini (sesampasta)
- 1/2 kopp mørk sesamolje 2 ss. sherry
- 4 ts. Risvineddik 1/4 kopp honning
- 4 mellomstore fedd hvitløk, finhakket
- 2 ts. finhakket fersk ingefær
- 2-3 ss. varm pepperolje (eller mengder etter egen smak) 1/2 kopp varmt vann

Kombiner varme røde pepperflak og olje i en kjele på middels varme. Kok opp, og skru av varmen umiddelbart.

La avkjøles. Sil i en liten glassbeholder som kan forsegles. Avkjøl.

**GARNITYR:**
- 1 gulrot, skrelt
- 1/2 fast middels agurk, skrellet, frøet og finhakket 1/2 kopp ristede peanøtter, grovhakket
- 2 grønne løk, i tynne skiver

Kok nudler i en stor gryte med kokende vann på middels varme. Kok til de er knapt møre og fortsatt faste. Tøm umiddelbart og skyll med kaldt vann til det er kaldt. Hell godt av og sleng nudler med (2 ss) mørk sesamolje slik at de ikke fester seg sammen.

TIL DRESSING: Bland alle ingrediensene unntatt varmt vann i en blender og kjør til en jevn masse. Fortynn med varmt vann til konsistensen av kremfløte.

Til pynt, skrell kjøttet av gulrot i korte spon ca. 4" lange. Legg i isvann i 30 minutter for å krølle. Rett før servering, sleng nudler med saus. Pynt med agurk, peanøtter, grønn løk og gulrotkrøller. Serveres kald eller i romtemperatur.

## 6. Mandarin nudler

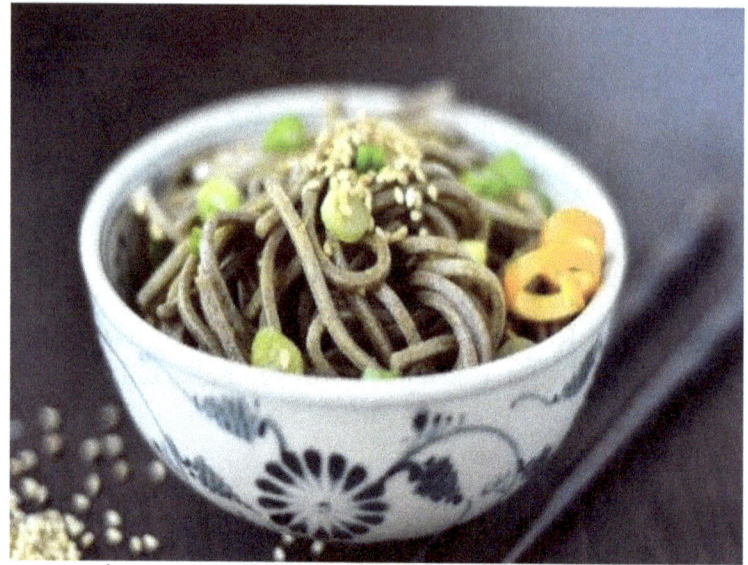

- tørket kinesisk sopp
- 1/2 pund ferske kinesiske nudler 1/4 kopp peanøttolje
- ss hoisinsaus 1 ss bønnesaus
- ss Risvin eller tørr sherry 3 ss lett soyasaus
- eller honning
- 1/2 kopp reservert soppbløtleggingsvæske 1 ts chilipasta
- 1 ss maisstivelse
- 1/2 rød paprika - i 1/2 tommers terninger
- 1/2 8 unse boks hele bambusskudd, kuttet i 1/2 i terninger skyllet og drenert 2 kopper bønnespirer
- scallion -- tynne skiver

Bløtlegg den kinesiske soppen i 1 1/4 kopp varmt vann i 30 minutter. Mens de bløtlegges, kok opp 4 liter vann og kok nudlene i 3 minutter. Tøm og bland med 1 ss peanøttolje; sette til side.

Fjern soppen; sil og reserver 1/2 kopp av bløtleggingsvæsken til sausen. Trin og kast soppstilkene; grovhakk hettene og sett til side.

Kombiner ingrediensene til sausen i en liten bolle; sette til side. Løs opp maisstivelsen i 2 ss kaldt vann; sette til side.

Sett woken over middels høy varme. Når det begynner å ryke, tilsett de resterende 3 ss peanøttolje, deretter sopp, rød pepper, bambusskudd og bønnespirer. Stek i 2 minutter.

Rør sausen og tilsett den i woken, og fortsett å røre til blandingen begynner å koke, ca 30 sekunder.

Bland den oppløste maisstivelsen og tilsett den i woken. Fortsett å røre til sausen tykner, ca 1 minutt. Tilsett nudlene og bland til de er gjennomvarme, ca. 2 minutter.

Ha over på et serveringsfat og dryss med skivet løkløk. Server umiddelbart

## 7. Bean Curd med bønnesaus og nudler

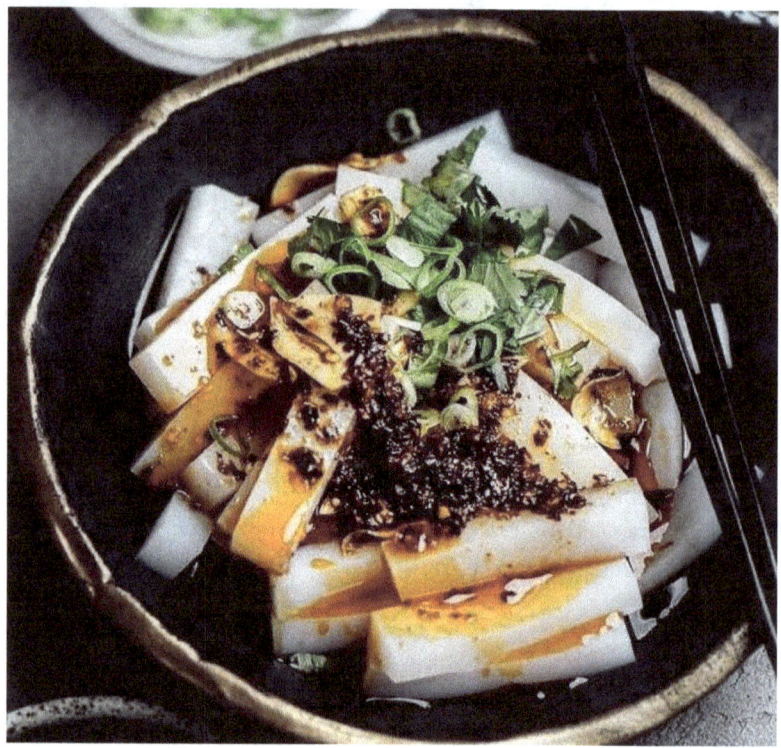

- 8 gram ferske nudler i Peking-stil
- 1 12-unse blokkfast tofu
- 3 store stilker bok choy OG 2 grønne løk
- ⅓ kopp mørk soyasaus
- 2 ss svart bønnesaus
- 2 ts kinesisk risvin eller tørr sherry
- 2 ts svart riseddik
- ¼ teskje salt
- ¼ ts chilipasta med hvitløk
- 1 ts Hot Chili Oil (side 23)
- ¼ ts sesamolje

- ½ kopp vann
- 2 ss olje til steking
- 2 skiver ingefær, finhakket
- 2 fedd hvitløk, finhakket
- ¼ av en rødløk, hakket

Kok nudlene i kokende vann til de er møre. Tøm grundig. Tøm tofuen og kutt i terninger. Kok bok choyen ved å dyppe den kort i kokende vann og renne den grundig av. Skille stilkene og bladene. Skjær den grønne løken på diagonalen i 1-tommers skiver. Kombiner den mørke soyasausen, svarte bønnesausen, Konjac-risvin, svart riseddik, salt, chilipasta med hvitløk, Hot Chili Oil, sesamolje og vann. Sette til side.

Tilsett olje i en forvarmet wok eller panne. Når oljen er varm, tilsett ingefær, hvitløk og grønn løk. Stek kort til den er aromatisk. Tilsett rødløken og stek kort. Skyv opp til sidene og tilsett bok choy-stilkene. Tilsett bladene og stek til bok choyen er lysegrønn og løken mør. Om ønskelig, smak til med ¼ teskje salt.

Tilsett sausen midt i woken og kok opp. Tilsett tofuen. La det småkoke i noen minutter for å la tofuen trekke til seg sausen. Tilsett nudlene. Bland alt sammen og server varmt.

8. **Tofu fylt med reker**

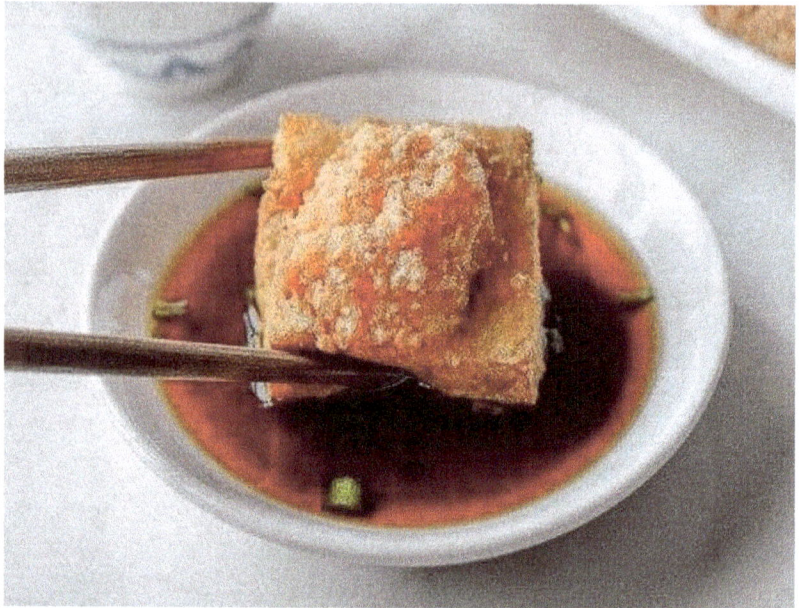

- ½ pund fast tofu
- 2 unser kokte reker, skrellet og deveined
- ⅛ teskje salt
- Pepper etter smak
- ¼ ts maisstivelse
- ½ kopp kyllingbuljong
- ½ ts kinesisk risvin eller tørr sherry
- ¼ kopp vann
- 2 ss østerssaus
- 2 ss olje til steking
- 1 grønn løk, kuttet i 1-tommers biter

  Tøm tofuen. Vask rekene og tørk dem med tørkepapir. Mariner rekene i salt, pepper og maisstivelse i 15 minutter.

Hold kløften parallelt med skjærebrettet, skjær tofuen i to på langs. Skjær hver halvdel i 2 trekanter, og skjær deretter hver trekant i 2 trekanter til. Du skal nå ha 8 trekanter.

Skjær en åpning på langs på den ene siden av tofuen. Fyll ¼–½ teskje av rekene inn i åpningen.

Tilsett olje i en forvarmet wok eller panne. Når oljen er varm, tilsett tofuen. Brun tofuen i ca. 3–4 minutter, snu den minst én gang og pass på at den ikke fester seg til bunnen av woken. Hvis du har rester av reker, tilsett det i løpet av det siste minuttet av kokingen.

Tilsett kyllingbuljongen, Konjac-risvin, vann og østerssaus i midten av woken. Kok opp. Skru ned varmen, dekk til og la det småkoke i 5–6 minutter. Rør inn den grønne løken. Serveres varm.

9. **Bean curd med Szechwan grønnsaker**

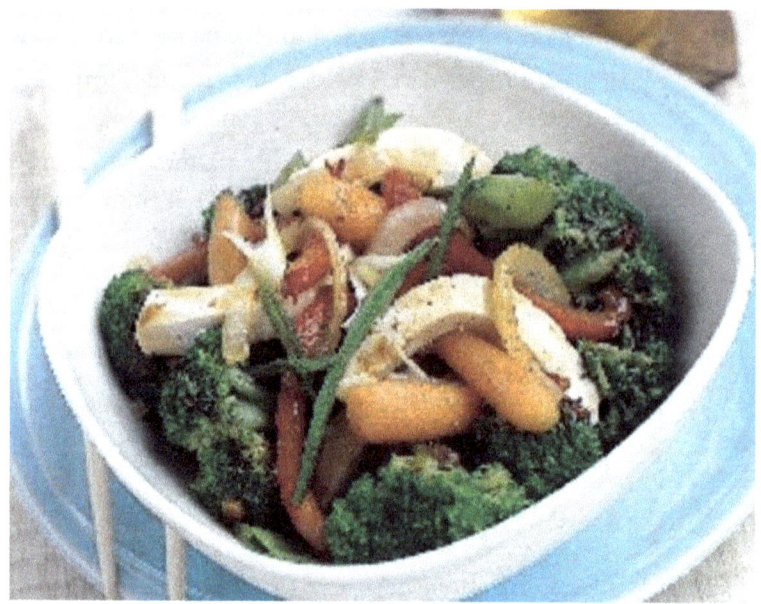

- 7 unser (2 blokker) presset ostemasse
- ¼ kopp konserverte Szechwan-grønnsaker
- ½ kopp kyllingkraft eller buljong
- 1 ts kinesisk risvin eller tørr sherry
- ½ ts soyasaus
- 4–5 kopper olje til steking

Varm opp minst 4 kopper olje i en forvarmet wok til 350 ° F. Mens du venter på at oljen skal varmes opp, kutt den pressede ostemassen i 1-tommers terninger. Kutt Szechwan-grønnsaken i terninger. Kombiner kyllingkraften og risvinen og sett til side.

Når oljen er varm, tilsett bønnemasseterningene og friter til de blir lysebrune. Ta ut av woken med en hullsleiv og sett til side.

Fjern alt bortsett fra 2 ss olje fra woken. Tilsett den konserverte Szechwan-grønnsaken. Stek i 1–2 minutter, og skyv deretter opp til siden av woken. Tilsett kyllingbuljongblandingen midt i woken og kok opp. Bland inn soyasausen. Tilsett den pressede ostemassen. Bland alt sammen, la det småkoke i noen minutter og server varmt.

## 10. Braisert tofu med tre grønnsaker

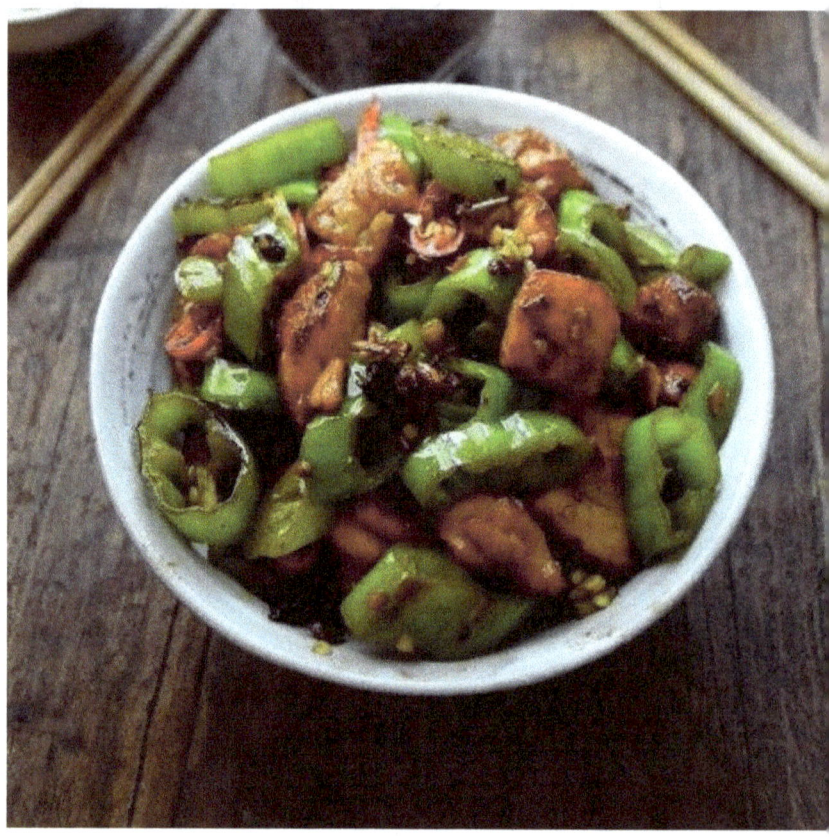

- 4 tørkede sopp
- ¼ kopp reservert soppbløtleggingsvæske
- ⅔ kopp fersk sopp
- ½ kopp kyllingbuljong
- 1½ ss østerssaus
- 1 ts kinesisk risvin eller tørr sherry
- 2 ss olje til steking
- 1 fedd hvitløk, finhakket
- 1 kopp babygulrøtter, halvert
- 2 ts maisstivelse blandet med 4 ts vann

- ¾ pund presset tofu, kuttet i ½-tommers terninger

  Bløtlegg den tørkede soppen i varmt vann i minst 20 minutter. Reserver ¼ kopp av bløtleggingsvæsken. Skjær den tørkede og ferske soppen i skiver.

  Kombiner den reserverte soppvæsken, kyllingbuljongen, østerssausen og Konjac-risvinen. Sette til side.

  Tilsett olje i en forvarmet wok eller panne. Når oljen er varm, tilsett hvitløken og stek kort til den er aromatisk. Tilsett gulrøttene. Stek i 1 minutt, tilsett deretter soppen og stek.

  Tilsett sausen og kok opp. Rør om i maisstivelse-og-vannblandingen og tilsett sausen, rør raskt for å tykne.

  Tilsett tofuterningene. Bland alt sammen, skru ned varmen og la det småkoke i 5–6 minutter. Serveres varm.

## 11. Svinekjøttfylte tofutrekanter

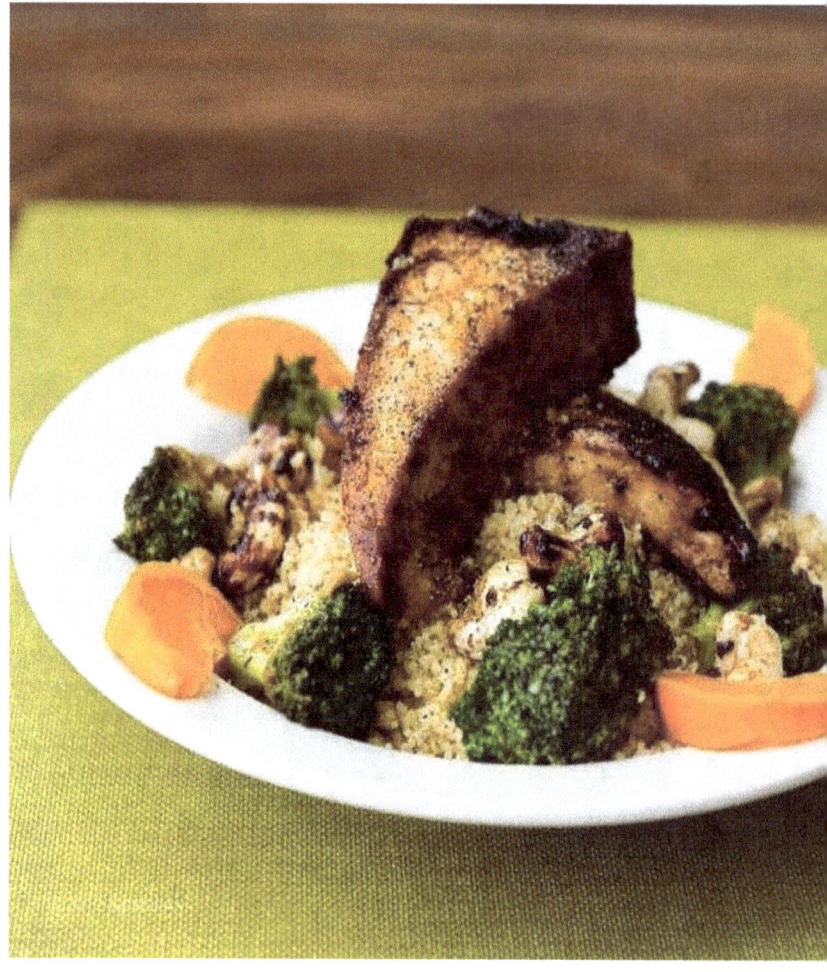

- ½ pund fast tofu
- ¼ pund malt svinekjøtt
- ⅛ teskje salt
- Pepper etter smak
- ½ ts kinesisk risvin eller tørr sherry
- ½ kopp kyllingbuljong
- ¼ kopp vann

- 2 ss østerssaus
- 2 ss olje til steking
- 1 grønn løk, kuttet i 1-tommers biter

Tøm tofuen. Legg det kvernede svinekjøttet i en middels bolle. Tilsett salt, pepper og konjac-risvin. Mariner svinekjøttet i 15 minutter.

Hold kløften parallelt med skjærebrettet, skjær tofuen i to på langs. Skjær hver halvdel i 2 trekanter, og skjær deretter hver trekant i 2 trekanter til. Du skal nå ha 8 trekanter.

Skjær en spalte på langs langs en av kantene på hver tofutrekant. Fyll en haugevis av ¼ teskje av det kvernede svinekjøttet i åpningen.

Tilsett olje i en forvarmet wok eller panne. Når oljen er varm, tilsett tofuen. Hvis du har rester av kvernet svinekjøtt, tilsett det også. Brun tofuen i ca. 3–4 minutter, snu den minst én gang og pass på at den ikke fester seg til bunnen av woken.

Tilsett kyllingbuljongen, vannet og østerssausen i midten av woken. Kok opp. Skru ned varmen, dekk til og la det småkoke i 5–6 minutter. Rør inn den grønne løken. Serveres varm.

## 12. Tranebærpannekaker med sirup

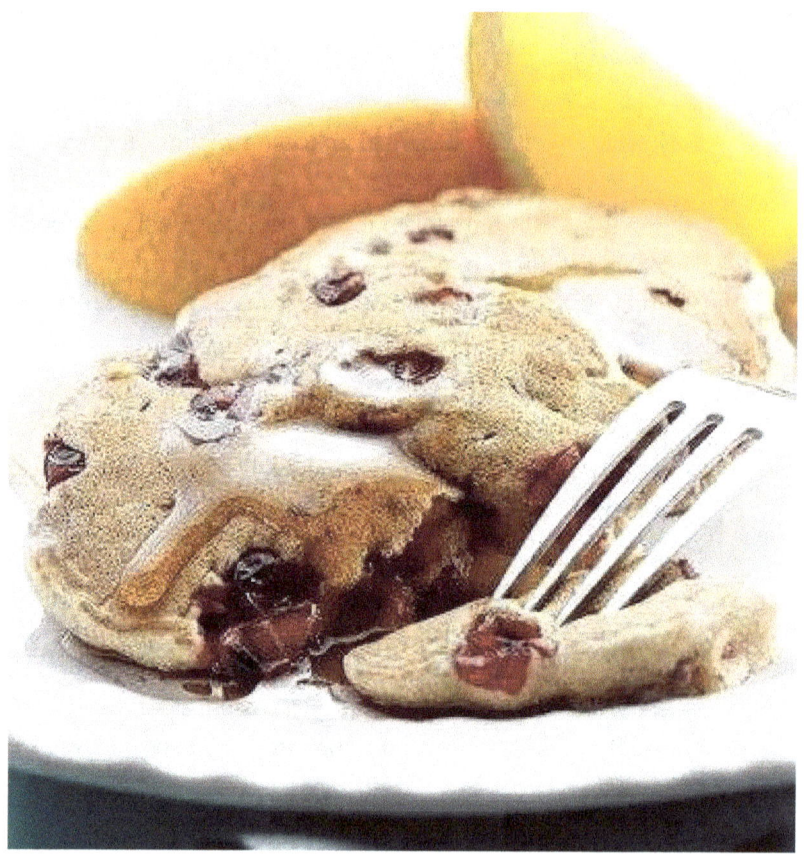

**Gir 4 til 6 porsjoner**

1 kopp kokende vann
$1/2$ kopper søtede tørkede tranebær
$1/2$ kopper lønnesirup
$1/4$ kopper fersk appelsinjuice
$1/4$ kopper hakket appelsin
1 ss vegansk margarin
1 $1/2$ kopper universalmel
1 ss sukker
1 ss bakepulver

½ ts salt _
1 ¹/₂ kopper soyamelk
¹/₄ kopper myk silketofu, drenert
1 ss rapsolje eller druekjerneolje, pluss mer til steking

I en varmefast bolle, hell det kokende vannet over tranebærene og sett til side for å myke, ca 10 minutter. Tøm godt og sett til side.

Kombiner lønnesirup, appelsinjuice, appelsin og margarin i en liten kjele og varm opp på lav varme, rør for å smelte margarinen. Holde varm. Forvarm ovnen til 225°F.

I en stor bolle kombinerer du mel, sukker, bakepulver og salt og setter til side.

Kombiner soyamelk, tofu og olje i en foodprosessor eller blender til det er godt blandet.

Hell de våte ingrediensene i de tørkede ingrediensene og bland med noen raske slag. Vend inn de myknede tranebærene.

Varm et tynt lag olje på middels høy varme på en takke eller stor stekepanne. Øse ¹/₄ kopper til ¹/₃ kopper av røren over på den varme takken. Kok til små bobler vises på toppen, 2 til 3 minutter. Snu pannekaken og stek til den andre siden er brun, ca 2 minutter lenger. Ha kokte pannekaker over på et varmefast fat og hold dem varme i ovnen mens du steker resten. Server med appelsin-lønnnesirup.

## 13. Soyaglasert tofu

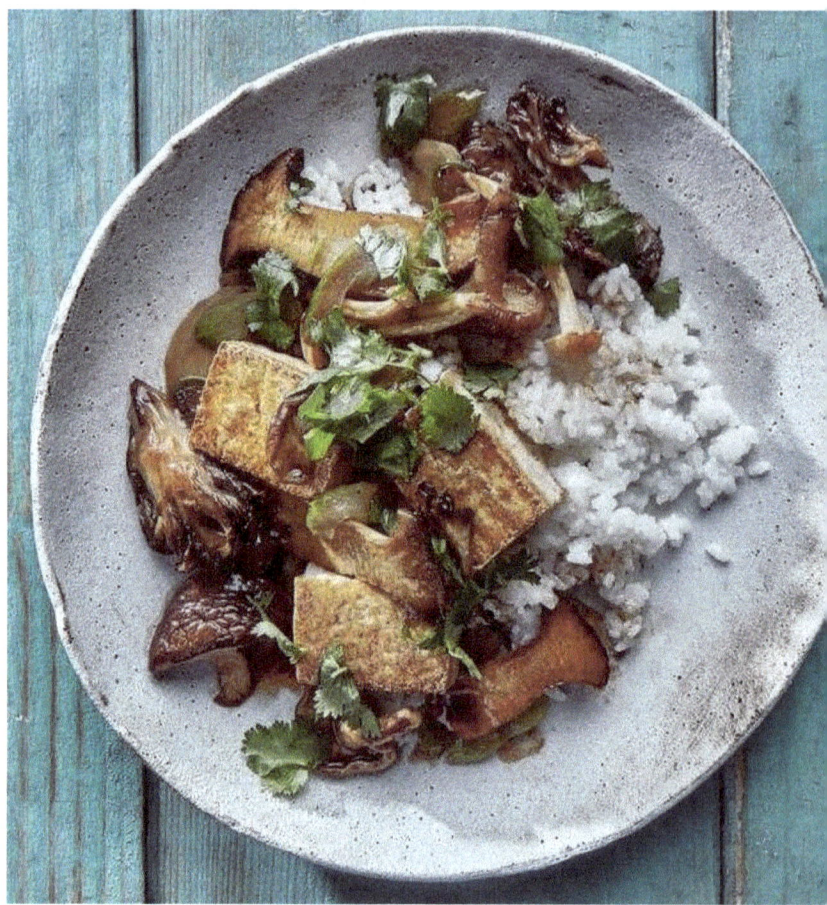

**Gir 4 porsjoner**

- 1 pund ekstra fast tofu, drenert, kuttet i $1/2$-tommers skiver og presset
- $1/4$ kopper ristet sesamolje
- $1/4$ kopper riseddik
- 2 ts sukker

Tørk tofuen tørr og legg den i en 9 x 13 tommers ildfast form og sett til side.

Kombiner soyasaus, olje, eddik og sukker i en liten kjele og kok opp. Hell den varme marinaden på tofuen og sett til side for å marinere i 30 minutter, snu en gang.

Forvarm ovnen til 350°F. Stek tofuen i 30 minutter, snu en gang omtrent halvveis. Server umiddelbart eller la avkjøles til romtemperatur, dekk deretter til og avkjøl til du skal

## Tofu i Cajun-stil

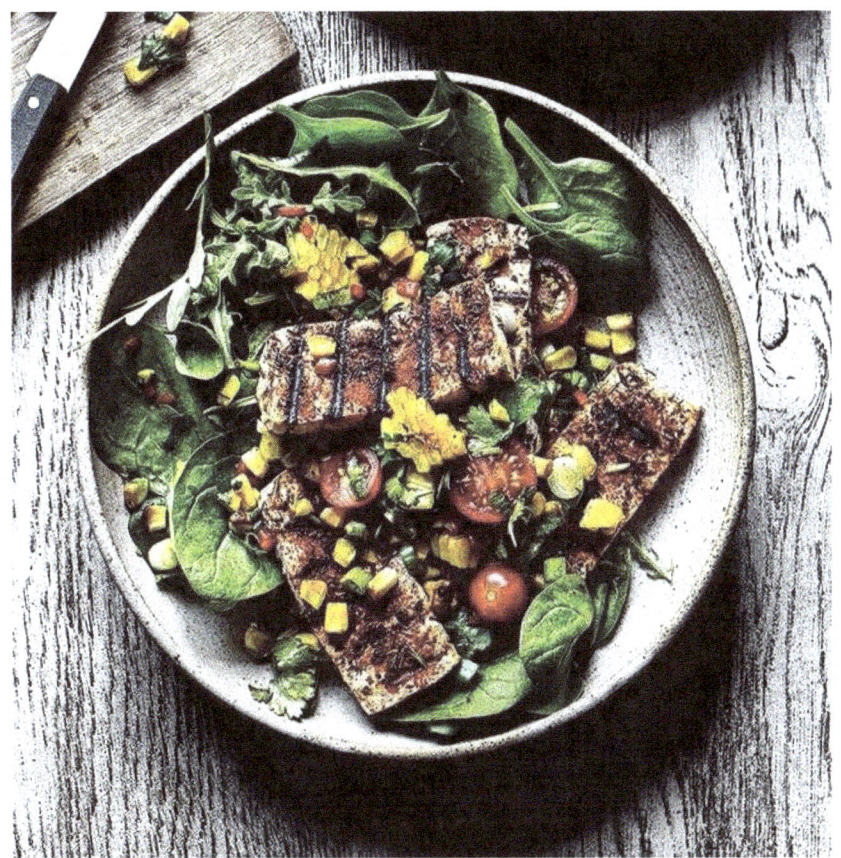

**Gir 4 porsjoner**

- 1 pund ekstra fast tofu, drenert og klappet tørr
- Salt
- 1 ss pluss 1 ts Cajun-krydder
- 2 ss olivenolje
- ¼ kopper hakket grønn paprika
- 1 ss hakket selleri
- 2 ss hakket grønn løk

- 2 fedd hvitløk, finhakket
- 1 (14,5 unse) boks tomater i terninger, drenert
- 1 ss soyasaus
- 1 ss finhakket fersk persille

Skjær tofuen i $1/2$-tommers tykke skiver og dryss på begge sider med salt og 1 ss Cajun-krydder. Sette til side.

I en liten kjele, varm 1 ss olje over middels varme. Tilsett paprika og selleri. Dekk til og kok i 5 minutter. Tilsett grønn løk og hvitløk og stek uten lokk i 1 minutt lenger. Rør inn tomater, soyasaus, persille, de resterende 1 ts Cajun krydderblanding og salt etter smak. La småkoke i 10 minutter for å blande smakene og sett til side.

I en stor panne, varm opp den resterende 1 ss olje over middels høy varme. Tilsett tofuen og stek til den er brun på begge sider, ca. 10 minutter. Tilsett sausen og la det småkoke i 5 minutter. Server umiddelbart.

## 14. Sprø tofu med sydende kapersaus

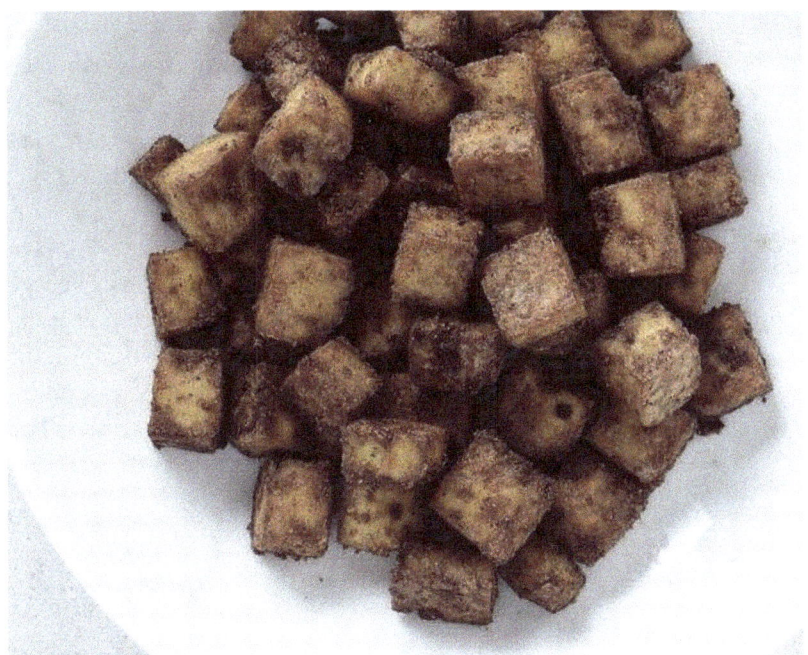

**Gir 4 porsjoner**

- 1 pund ekstra fast tofu, drenert, kuttet i $^1/_4$-tommers skiver og presset
- Salt og nykvernet sort pepper
- 2 ss olivenolje, pluss mer om nødvendig
- 1 middels sjalottløk, finhakket
- 2 ss kapers
- 3 ss finhakket fersk persille
- 2 ss vegansk margarin
- Saft av 1 sitron

Forvarm ovnen til 275°F. Tørk tofuen og smak til med salt og pepper. Legg maisenna i en grunn bolle. Vend tofuen i maisstivelsen, belegg alle sider.

I en stor panne, varm 2 ss olje over middels varme. Tilsett tofuen, i porsjoner om nødvendig, og stek til den er gyldenbrun på begge sider, ca 4 minutter per side. Ha den stekte tofuen over på et varmefast fat og hold den varm i ovnen.

I samme panne, varm opp den resterende 1 ss olje over middels varme. Tilsett sjalottløk og kok til den er myk, ca 3 minutter. Tilsett kapers og persille og kok i 30 sekunder, rør deretter inn margarin, sitronsaft og salt og pepper etter smak, rør for å smelte og tilsette margarinen. Topp tofuen med kapersaus og server umiddelbart.

## 15. Country-stekt tofu med gylden saus

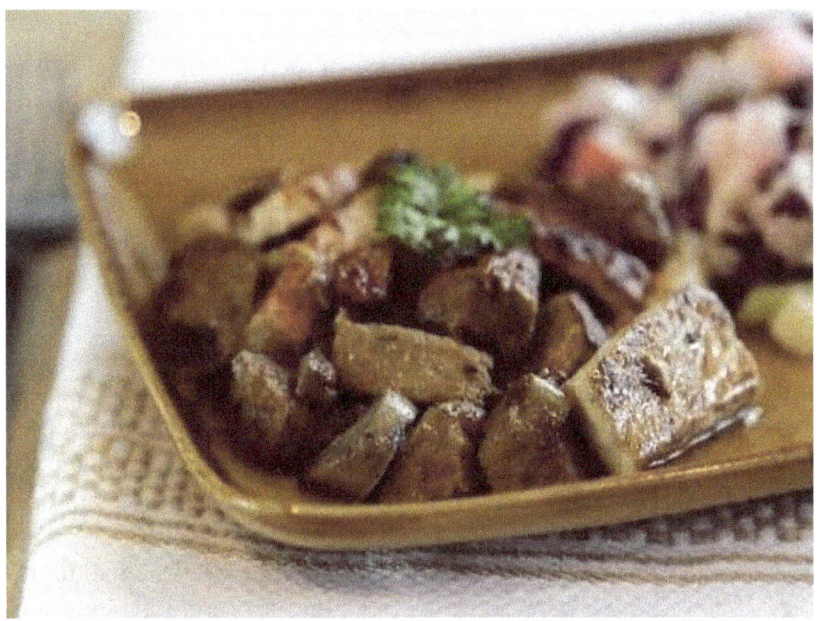

### Gir 4 porsjoner

- 1 pund ekstra fast tofu, drenert, kuttet i $1/2$-tommers skiver og presset
- Salt og nykvernet sort pepper
- $1/3$ kopper maisstivelse
- 2 ss olivenolje
- 1 middels søt gul løk, hakket
- 2 ss universalmel
- 1 ts tørket timian
- $1/8$ ts gurkemeie
- 1 kopp grønnsaksbuljong, hjemmelaget (se Lett grønnsaksbuljong) eller kjøpt i butikken
- 1 ss soyasaus

- 1 kopp kokte eller hermetiske kikerter, drenert og skylt
- 2 ss finhakket fersk persille, til pynt

Tørk tofuen tørr og smak til med salt og pepper. Legg maisenna i en grunn bolle. Vend tofuen i maisstivelsen, belegg alle sider. Forvarm ovnen til 250°F.

I en stor panne, varm 2 ss olje over middels varme. Tilsett tofuen, i porsjoner om nødvendig, og stek til den er gyldenbrun på begge sider, ca. 10 minutter. Ha den stekte tofuen over på et varmefast fat og hold den varm i ovnen.

I samme panne, varm opp den resterende 1 ss olje over middels varme. Tilsett løken, dekk til og stek til den er myk, 5 minutter. Avdekk og reduser varmen til lav. Rør inn mel, timian og gurkemeie og kok i 1 minutt under konstant omrøring. Visp sakte inn buljongen, deretter soyamelk og soyasaus. Tilsett kikertene og smak til med salt og pepper. Fortsett å koke, rør ofte, i 2 minutter. Ha over i en blender og kjør til den er jevn og kremaktig. Ha tilbake i kjelen og varm opp til den er varm, tilsett litt mer buljong hvis sausen er for tykk. Hell sausen over tofuen og dryss over persillen. Server umiddelbart.

## 16. Appelsinglasert tofu og asparges

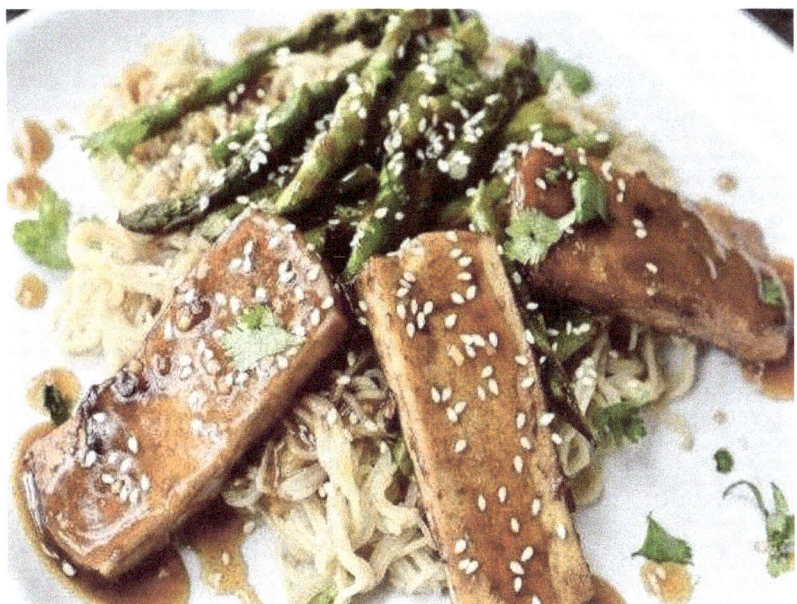

**Gir 4 porsjoner**

- 2 ss mirin
- 1 ss maisstivelse
- 1 (16 unse) pakke ekstra fast tofu, drenert og kuttet i $^1/_4$-tommers strimler
- 2 ss soyasaus
- 1 ts ristet sesamolje
- 1 ts sukker
- $^1/_4$ ts asiatisk chilipasta
- 2 ss raps- eller druekjerneolje
- 1 hvitløksfedd, finhakket
- $^1/_2$ ts finhakket fersk ingefær
- 5 gram tynn asparges, tøffe ender trimmet og kuttet i $^1/_2$-tommers biter

Kombiner mirin og maisenna i en grunne bolle og bland godt. Tilsett tofuen og bland forsiktig til belegget. Sett til side for å marinere i 30 minutter.

I en liten bolle kombinerer du appelsinjuice, soyasaus, sesamolje, sukker og chilipasta. Sette til side.

I en stor stekepanne eller wok, varm rapsoljen over middels varme. Tilsett hvitløk og ingefær og stek til dufter, ca 30 sekunder. Tilsett den marinerte tofuen og aspargesen og stek til tofuen er gyllenbrun og aspargesen akkurat møre, ca. 5 minutter. Rør inn sausen og kok i ca 2 minutter til. Server umiddelbart.

## 17. Tofu Pizzaiola

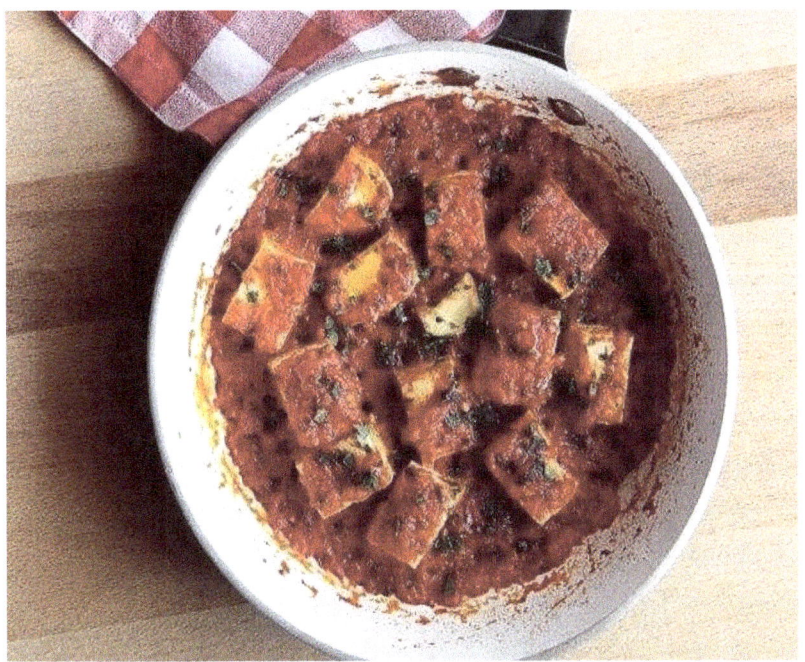

### Gir 4 porsjoner

- 2 ss olivenolje
- 1 (16 unse) pakke ekstra fast tofu, drenert, kuttet i $1/2$-tommers skiver og presset (se Lett grønnsaksbuljong)
- Salt
- 3 fedd hvitløk, finhakket
- 1 (14,5 unse) boks tomater i terninger, drenert
- $1/4$ kopp oljepakkede soltørkede tomater, kuttet i $1/4$-tommers strimler
- 1 ss kapers
- 1 ts tørket oregano
- $1/2$ ts sukker _

- Nykvernet sort pepper
- 2 ss finhakket fersk persille, til pynt

Forvarm ovnen til 275°F. I en stor panne, varm 1 ss olje over middels varme. Tilsett tofuen og stek til den er gyldenbrun på begge sider, snu en gang, ca 5 minutter per side. Dryss tofuen med salt etter smak. Ha den stekte tofuen over på et varmefast fat og hold den varm i ovnen.

I samme panne, varm opp den resterende 1 ss olje over middels varme. Tilsett hvitløken og stek til den er myk, ca 1 minutt. Ikke brun. Rør inn tomater i terninger, soltørkede tomater, oliven og kapers. Tilsett oregano, sukker og salt og pepper etter smak. La sausen småkoke til sausen er varm og smakene er godt kombinert, ca 10 minutter. Topp de stekte tofuskivene med sausen og dryss over persillen. Server umiddelbart.

## 18. "Ka-Pow" Tofu

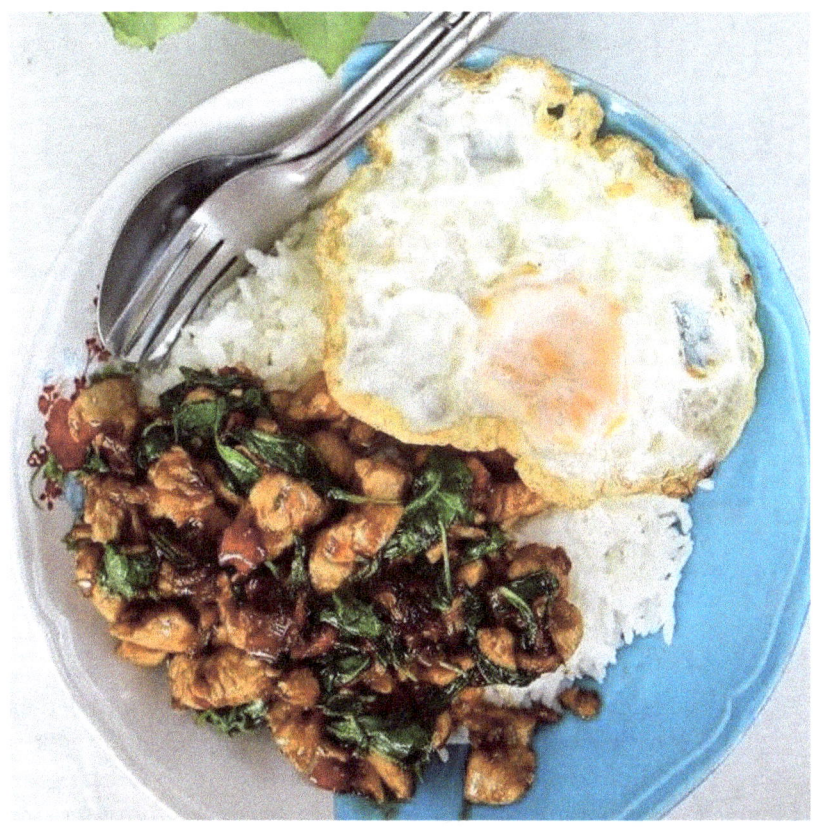

**Gir 4 porsjoner**

- 1 pund ekstra fast tofu, drenert, klappet tørr og kuttet i 1-tommers terninger
- Salt
- 2 ss maisstivelse
- 2 ss soyasaus
- 1 ss vegetarisk østerssaus
- 2 ts Nothin' Fishy Nam Pla eller 1 ts riseddik

- 1 ts lys brunt sukker
- $1/2$ ts knust rød pepper
- 2 ss raps- eller druekjerneolje
- 1 middels søt gul løk, halvert og kuttet i $1/2$-tommers skiver
- middels rød paprika, kuttet i $1/4$-tommers skiver
- grønn løk, hakket
- $1/2$ kopper thailandske basilikumblader

I en middels bolle kombinerer du tofu, salt etter smak og maisstivelse. Kast til belegg og sett til side.

I en liten bolle kombinerer du soyasaus, østerssaus, nam pla, sukker og knust rød pepper. Rør godt for å kombinere og sett til side.

I en stor panne, varm 1 ss olje over middels høy varme. Tilsett tofuen og kok til den er gyldenbrun, ca. 8 minutter. Ta ut av pannen og sett til side.

I samme panne, varm opp den resterende 1 ss olje over middels varme. Tilsett løk og paprika og stek til den er myk, ca 5 minutter. Tilsett den grønne løken og stek 1 minutt lenger. Rør inn den stekte tofuen, sausen og basilikumen og stek til den er varm, ca. 3 minutter. Server umiddelbart.

## 19. Tofu i siciliansk stil

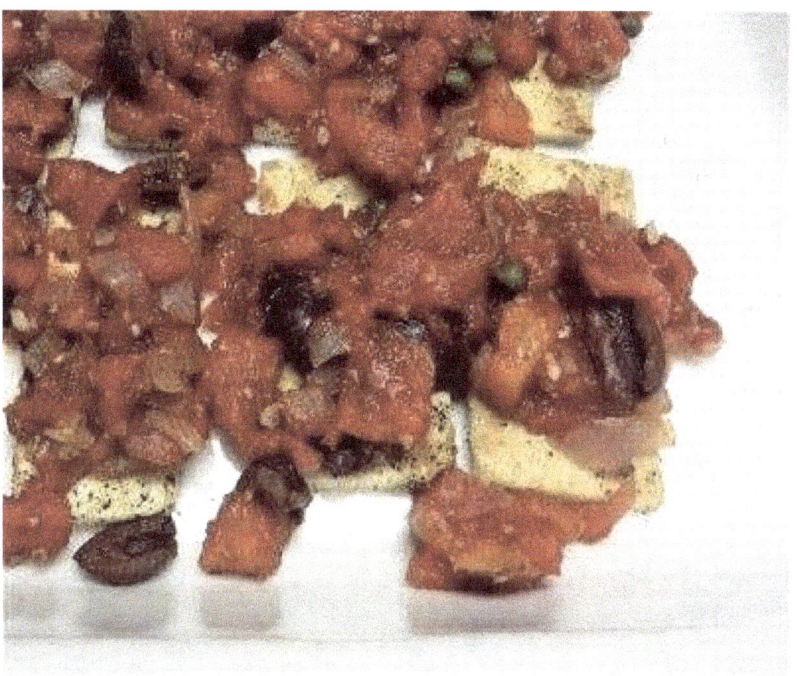

### Gir 4 porsjoner

- 2 ss olivenolje
- 1 pund ekstra fast tofu, drenert, kuttet i $1/4$-tommers skiver og presset Salt og nykvernet sort pepper
- 1 liten gul løk, hakket
- 2 fedd hvitløk, finhakket
- 1 (28 unse) boks tomater i terninger, drenert
- ¼ kopper tørr hvitvin
- $1/4$ ts knust rød pepper
- $1/3$ kopper Kalamata-oliven
- 1 $1/2$ ss kapers
- 2 ss hakket fersk basilikum eller 1 ts tørket (valgfritt)

Forvarm ovnen til 250°F. I en stor panne, varm 1 ss olje over middels varme. Tilsett tofuen, i porsjoner om nødvendig, og stek til den er gyldenbrun på begge sider, 5 minutter per side. Smak til med salt og sort pepper etter smak. Ha den kokte tofuen over på et varmefast fat og hold den varm i ovnen mens du tilbereder sausen.

I samme panne, varm opp den resterende 1 ss olje over middels varme. Tilsett løk og hvitløk, dekk til og stek til løken er myk, 10 minutter. Tilsett tomater, vin og knust rød pepper. Kok opp, reduser deretter varmen til lav og la det småkoke uten lokk i 15 minutter. Rør inn oliven og kapers. Kok i 2 minutter til.

Anrett tofuen på et fat eller individuelle tallerkener. Hell sausen på toppen. Dryss over frisk basilikum hvis du bruker. Server umiddelbart.

## 20. Thai-Phoon Stir-Fry

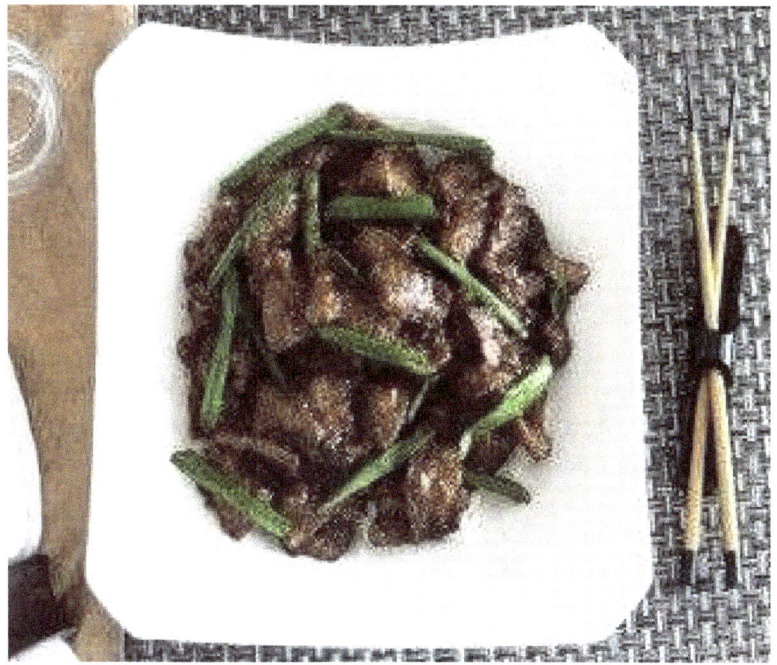

### Gir 4 porsjoner

- 1 pund ekstra fast tofu, drenert og klappet dr
- 2 ss raps- eller druekjerneolje
- middels sjalottløk, halvert på langs og kuttet i $1/8$-tommers skiver
- 2 fedd hvitløk, finhakket
- 2 ts revet fersk ingefær
- 3 gram hvite sopphetter, lett skyllet, klappet tørr og kuttet i $1/2$-tommers skiver
- 1 ss kremet peanøttsmør
- 2 ts lys brunt sukker
- 1 ts asiatisk chilipasta

- 2 ss soyasaus
- 1 ss mirin
- 1 (13,5 unse) boks usøtet kokosmelk
- 6 gram hakket fersk spinat
- 1 ss ristet sesamolje
- Nykokt ris eller nudler, til servering
- 2 ss finhakket fersk thaibasilikum eller koriander
- 2 ss knuste usaltede ristede peanøtter
- 2 ts hakket krystallisert ingefær (valgfritt)

Skjær tofuen i $^1/_2$-tommers terninger og sett til side. I en stor panne, varm 1 ss olje over. middels høy varme. Tilsett tofuen og stek til den er gyldenbrun, ca. 7 minutter. Ta tofuen ut av gryten og sett til side.

I samme panne, varm opp den resterende 1 ss olje over middels varme. Tilsett sjalottløk, hvitløk, ingefær og sopp og stek til den er myk, ca. 4 minutter.

Rør inn peanøttsmør, sukker, chilipasta, soyasaus og mirin. Rør inn kokosmelken og bland til det er godt blandet. Tilsett stekt tofu og spinat og la det småkoke. Reduser varmen til middels lav og la det småkoke, rør av og til, til spinaten er visnet og smakene er godt blandet, 5 til 7 minutter. Rør inn sesamolje og la det småkoke i et minutt til. For å servere, øs tofublandingen på ditt valg av ris eller nudler og topp med kokos, basilikum, peanøtter og krystallisert ingefær, hvis du bruker. Server umiddelbart.

## 21. Chipotle-malt bakt tofu

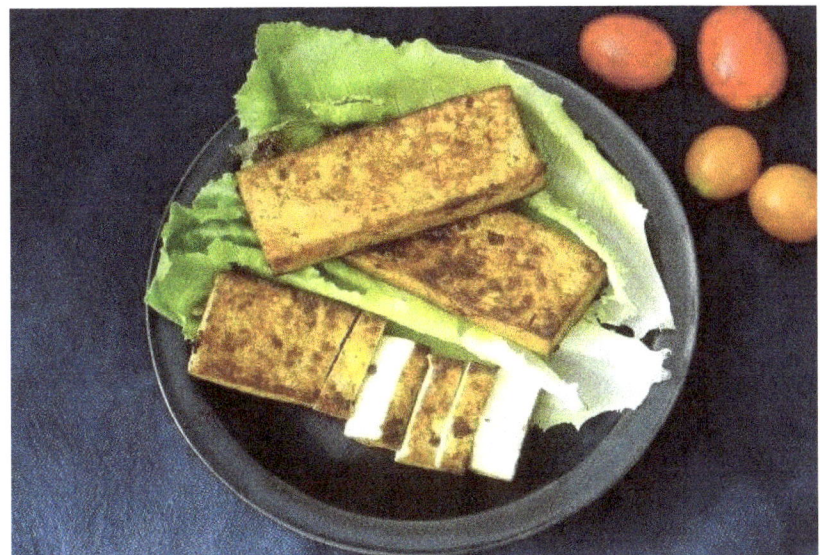

**Gir 4 porsjoner**

- 2 ss soyasaus
- 2 hermetiske chipotle chili i adobo
- 1 ss olivenolje
- 1 pund ekstra fast tofu, drenert, kuttet i $1/2$ tommers tykke skiver og presset (se Lett grønnsaksbuljong )

Forvarm ovnen til 375°F. Olje lett en 9 x 13-tommers stekepanne og sett til side.

Kombiner soyasaus, chipotles og olje i en foodprosessor og bearbeid til det er blandet. Skrap chipotleblandingen i en liten bolle.

Pensle chipotleblandingen på begge sider av tofuskivene og legg dem i et enkelt lag i den forberedte pannen. Stek til de er varme, ca 20 minutter. Server umiddelbart.

## 22. Grillet tofu med tamarindglasur

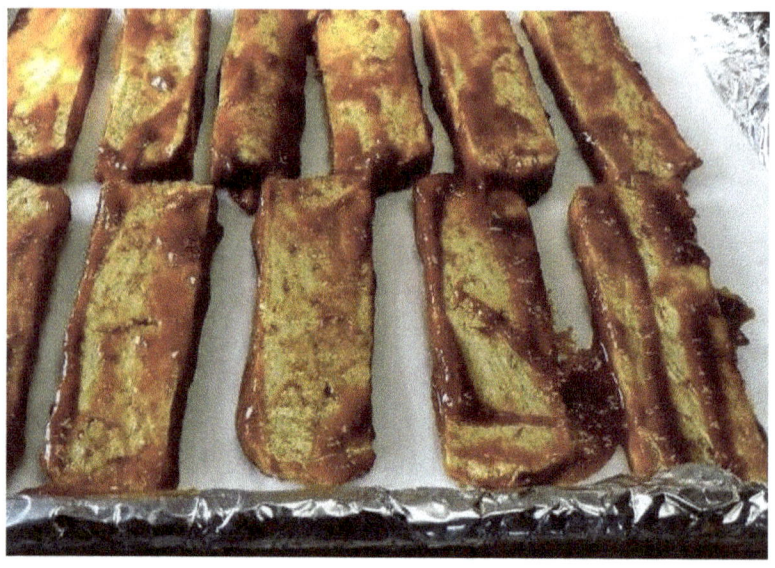

### Gir 4 porsjoner

- 1 pund ekstra fast tofu, drenert og klappet tørr
- Salt og nykvernet sort pepper
- 2 ss olivenolje
- 2 mellomstore sjalottløk, finhakket
- 2 fedd hvitløk, finhakket
- 2 modne tomater, grovhakkede
- 2 ss ketchup
- 1/4 kopper vann _
- 2 ss dijonsennep
- 1 ss mørk brunt sukker
- 2 ss agave nektar
- 2 ss tamarindkonsentrat
- 1 ss mørk melasse
- $^1/_2$ ts malt cayennepeper

- 1 ss røkt paprika
- 1 ss soyasaus

Skjær tofuen i 1-tommers skiver, krydre med salt og pepper etter smak, og legg til side i en grunne stekepanne.

I en stor kjele, varm oljen over middels varme. Tilsett sjalottløk og hvitløk og fres i 2 minutter. Tilsett alle de resterende ingrediensene, bortsett fra tofuen. Reduser varmen til lav og la det småkoke i 15 minutter. Ha blandingen over i en blender eller foodprosessor og kjør til en jevn masse. Tilbake i kasserollen og kok 15 minutter lenger, og sett deretter til avkjøling. Hell sausen over tofuen og sett i kjøleskap i minst 2 timer. Forvarm en grill eller slaktekylling.

Grill den marinerte tofuen, snu en gang, for å bli gjennomvarm og brun pent på begge sider. Mens tofuen grilles, varm opp marinaden i en kjele. Fjern tofuen fra grillen, pensle hver side med tamarindsausen og server umiddelbart.

## 23. Tofu fylt med brønnkarse

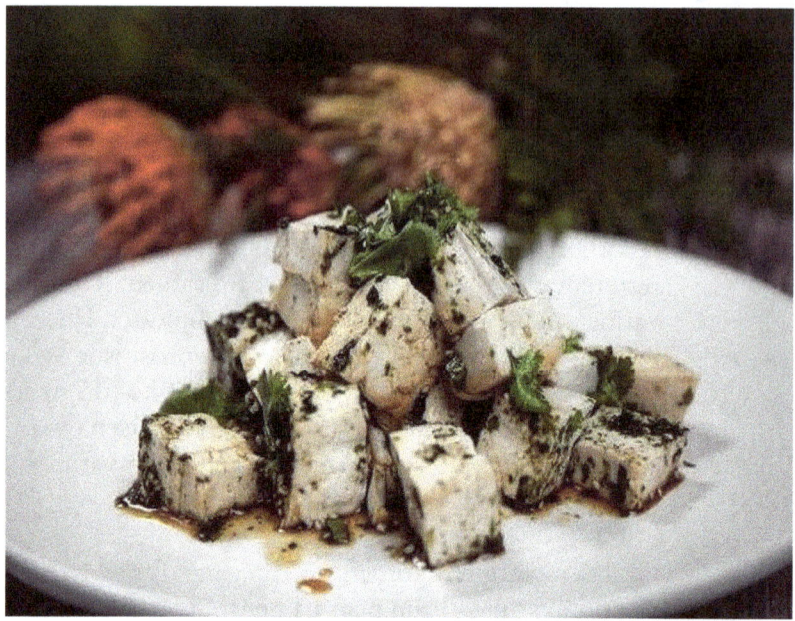

### Gir 4 porsjoner

- 1 pund ekstra fast tofu, drenert, kuttet i ¾-tommers skiver og presset (se lett grønnsaksbuljong )
- Salt og nykvernet sort pepper
- 1 liten gjeng brønnkarse, seige stilker fjernet og hakket
- 2 modne plommetomater, hakket
- ½ kopper hakket grønn løk
- 2 ss finhakket fersk persille
- 2 ss hakket fersk basilikum
- 1 ts finhakket hvitløk
- 2 ss olivenolje
- 1 ss balsamicoeddik
- Klyp sukker
- ½ kopper universalmel

- ½ kopper vann
- 1 ½ kopper tørre, ukrydrede brødsmuler

Skjær en lang dyp lomme på siden av hver tofuskive og legg tofuen på en bakeplate. Smak til med salt og pepper og sett til side.

I en stor bolle kombinerer du brønnkarse, tomater, grønn løk, persille, basilikum, hvitløk, 2 ss olje, eddik, sukker og salt og pepper etter smak. Bland til det er godt blandet, og legg deretter blandingen forsiktig inn i tofulommene.

Ha melet i en grunn bolle. Hell vannet i en egen grunn bolle. Legg brødsmulene på en stor tallerken. Vend tofuen i melet, dypp den forsiktig i vannet, og dre den deretter inn i brødsmulene, dekk den grundig.

Varm de resterende 2 ss olje over middels varme i en stor panne. Tilsett den fylte tofuen i pannen og stek til den er gyldenbrun, snu en gang, 4 til 5 minutter per side. Server umiddelbart.

## 24. Tofu med pistasj-granateple

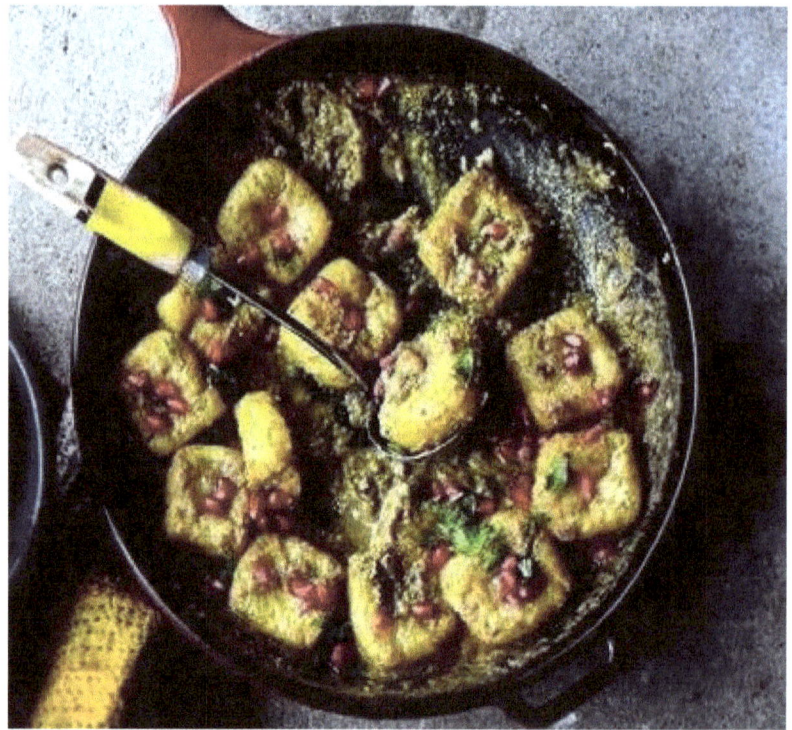

**Gir 4 porsjoner**

- 1 pund ekstra fast tofu, drenert, kuttet i $1/4$ tommers skiver og presset (se lett grønnsaksbuljong)
- Salt og nykvernet sort pepper
- 2 ss olivenolje
- $1/2$ kopper granateplejuice
- 1 ss balsamicoeddik
- 1 ss lys brunt sukker
- 2 grønne løk, finhakket
- $1/2$ kopper usaltede skallede pistasjnøtter, grovhakket

- Krydre tofuen med salt og pepper etter smak.

  Varm oljen over middels varme i en stor panne. Tilsett tofuskivene, i porsjoner om nødvendig, og stek til de er lett brune, ca 4 minutter per side. Fjern fra pannen og sett til side.

  Tilsett granateplejuice, eddik, sukker og grønn løk i samme panne og la det småkoke på middels varme i 5 minutter. Tilsett halvparten av pistasjenøtter og kok til sausen er litt tykkere, ca 5 minutter.

  Sett den stekte tofuen tilbake i pannen og kok til den er varm, ca. 5 minutter, og hell sausen over tofuen mens den småkoker. Server umiddelbart, drysset med de resterende pistasjenøttene.

## 25. Spice Island Tofu

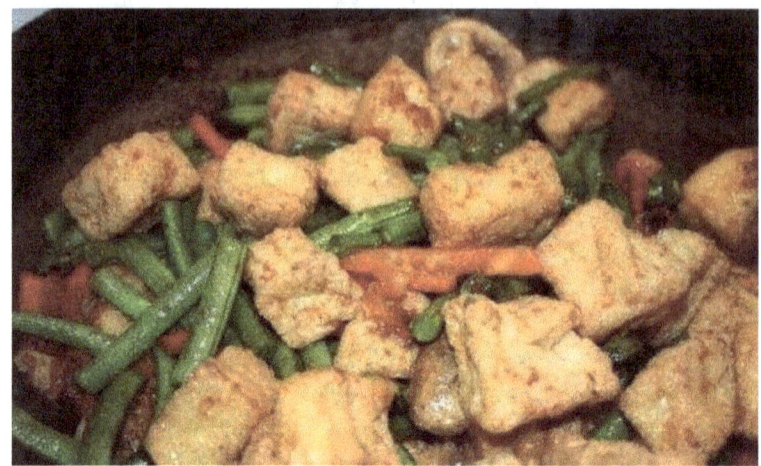

**Gir 4 porsjoner**

- $1/2$ kopper maisstivelse
- $1/2$ ts finhakket fersk timian eller $1/4$ ts tørket
- $1/2$ ts hakket fersk merian eller $1/4$ ts tørket
- $1/2_{ts}$ salt _
- $1/4$ ts malt cayennepeper
- $1/4_{ts\ søt}$ eller røkt paprika
- $1/4$ ts lys brunt sukker
- $1/8$ ts malt allehånde
- 1 pund ekstra fast tofu, drenert og kuttet i $1/2$-tommers strimler
- 2 ss raps- eller druekjerneolje
- 1 middels rød paprika, kuttet i $1/4$-tommers strimler
- 2 grønne løk, hakket
- 1 hvitløksfedd, finhakket
- 1 jalapeño, frøsådd og finhakket
- 2 modne plommetomater, frøsådd og hakket
- 1 kopp hakket fersk eller hermetisk ananas

- 2 ss soyasaus
- ¼ kopper vann _
- 2 ts fersk limejuice
- 1 ss finhakket fersk persille, til pynt

Kombiner maisstivelse, timian, merian, salt, cayenne, paprika, sukker og allehånde i en grunne bolle. Bland godt. Vend tofuen i krydderblandingen, belegg på alle sider. Forvarm ovnen til 250°F.

I en stor panne, varm 2 ss olje over middels varme. Tilsett den mudrede tofuen, i porsjoner om nødvendig, og stek til den er gyldenbrun, ca. 4 minutter på hver side. Ha den stekte tofuen over på et varmefast fat og hold den varm i ovnen.

I samme panne, varm opp den resterende 1 ss olje over middels varme. Tilsett paprika, grønn løk, hvitløk og jalapeño. Dekk til og kok, rør av og til, til de er møre, ca 10 minutter. Tilsett tomater, ananas, soyasaus, vann og limejuice og la det småkoke til blandingen er varm og smakene har kombinert, ca. 5 minutter. Hell grønnsaksblandingen over den stekte tofuen. Dryss over hakket persille og server umiddelbart.

## 26. Ingefær tofu med sitrus-hoisin saus

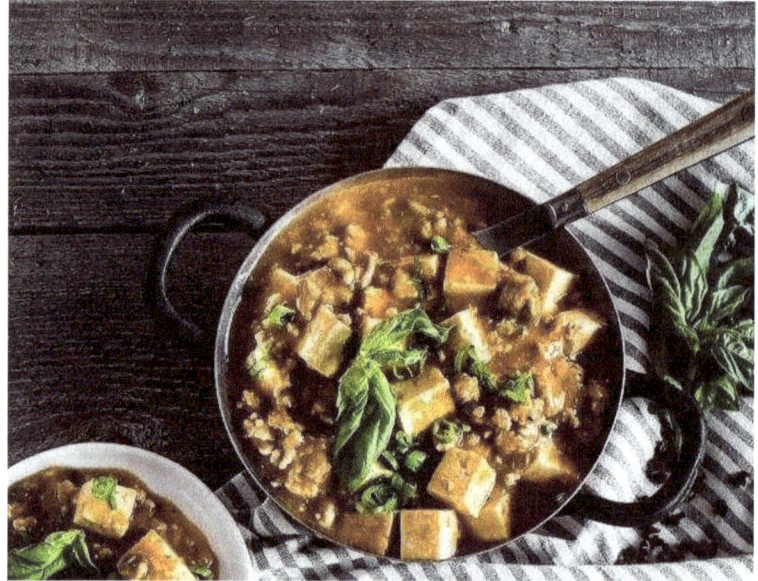

**Gir 4 porsjoner**

- 1 pund ekstra fast tofu, drenert, klappet tørt og kuttet i $1/2$ tommers terninger
- 2 ss soyasaus
- 2 ss pluss 1 ts maisstivelse
- 1 ss pluss 1 ts raps- eller druefrøolje
- 1 ts ristet sesamolje
- 2 ts revet fersk ingefær
- grønn løk, hakket
- $1/3$ kopper hoisinsaus
- $1/2$ kopp grønnsaksbuljong, hjemmelaget (se Lett grønnsaksbuljong ) eller kjøpt i butikken
- $1/4$ kopper fersk appelsinjuice
- $1\,1/2$ ss fersk limejuice
- $1\,1/2$ ss fersk sitronsaft

- Salt og nykvernet sort pepper

    Legg tofuen i en grunn bolle. Tilsett soyasausen og bland til belegget, dryss deretter med 2 ss maisstivelse og vend til belegget.

    I en stor stekepanne, varm 1 ss rapsolje over middels varme. Tilsett tofuen og kok til den er gyldenbrun, snu den av og til, ca. 10 minutter. Ta tofuen ut av pannen og sett til side.

    Varm opp den resterende 1 ts rapsolje og sesamolje på middels varme i samme panne. Tilsett ingefær og grønn løk og stek til dufter, ca 1 minutt. Rør inn hoisinsaus, buljong og appelsinjuice og la det småkoke. Kok til væsken er redusert litt og smakene har en sjanse til å smelte, ca. 3 minutter. I en liten bolle, kombiner de resterende 1 ts maisstivelse med limejuice og sitronsaft og tilsett sausen, rør for å tykne litt. Smak til med salt og pepper etter smak.

    Ha den stekte tofuen tilbake i pannen og kok til den er dekket med sausen og gjennomvarmet. Server umiddelbart.

## 27. Tofu med sitrongress og snøerter

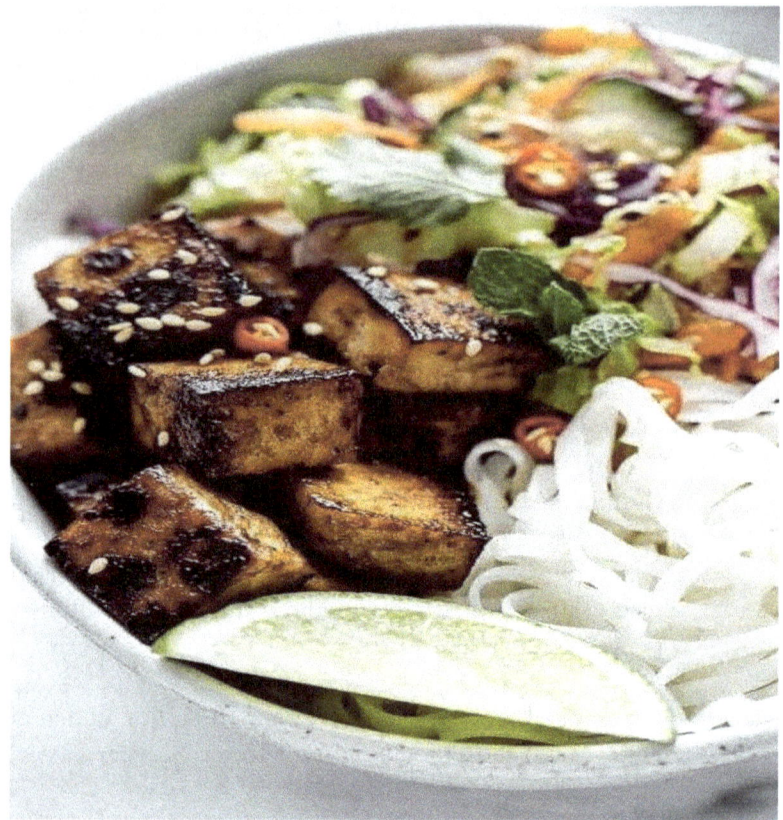

**Gir 4 porsjoner**

- 2 ss raps- eller druekjerneolje
- 1 middels rødløk, halvert og i tynne skiver
- 2 fedd hvitløk, finhakket
- 1 ts revet fersk ingefær
- 1 pund ekstra fast tofu, drenert og kuttet i $1/2$-tommers terninger
- 2 ss soyasaus
- 1 ss mirin eller sake
- 1 ts sukker

- ¹/₂ ts knust rød pepper
- 4 gram snøerter, trimmet
- 1 ss finhakket sitrongress eller skall av 1 sitron
- 2 ss grovmalte usaltede ristede peanøtter, til pynt

I en stor stekepanne eller wok, varm oljen over middels høy varme. Tilsett løk, hvitløk og ingefær og stek i 2 minutter. Tilsett tofuen og kok til den er gyldenbrun, ca. 7 minutter.

Rør inn soyasaus, mirin, sukker og knust rød pepper. Tilsett snøerter og sitrongress og stek til snøertene er sprø-møre og smakene er godt blandet, ca. 3 minutter. Pynt med peanøtter og server umiddelbart.

## 28. Dobbel-sesam-tofu med tahinisaus

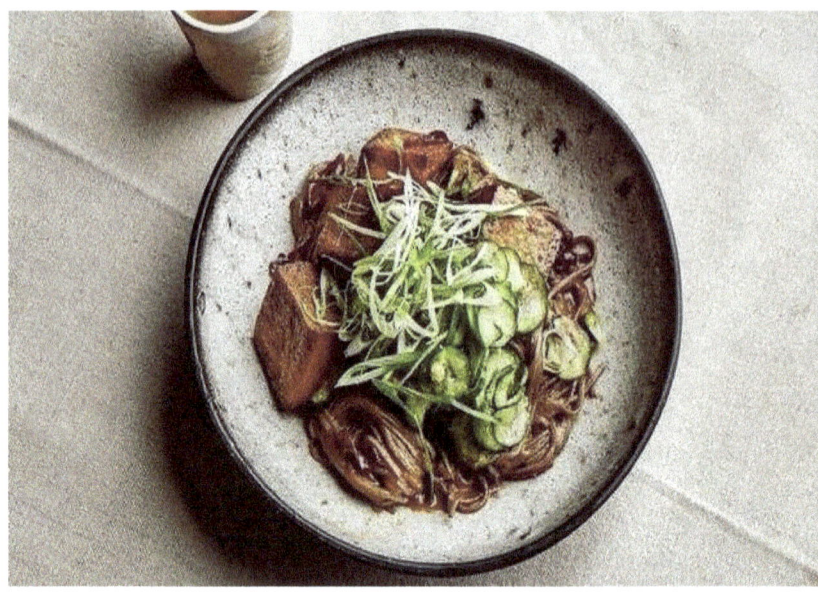

**Gir 4 porsjoner**

- $1/2$ kopper tahini (sesampasta)
- 2 ss fersk sitronsaft
- 2 ss soyasaus
- 2 ss vann
- $1/4$ kopper hvite sesamfrø
- $1/4$ kopper svarte sesamfrø
- $1/2$ kopper maisstivelse
- 1 pund ekstra fast tofu, drenert, klappet tørt og kuttet i $1/2$-tommers strimler
- Salt og nykvernet sort pepper
- 2 ss raps- eller druekjerneolje

Kombiner tahini, sitronsaft, soyasaus og vann i en liten bolle, rør for å blande godt. Sette til side.

Kombiner de hvite og svarte sesamfrøene og maisstivelsen i en grunne bolle, rør for å blande. Krydre tofuen med salt og pepper etter smak. Sette til side.

Varm oljen over middels varme i en stor panne. Vend tofuen i sesamfrøblandingen til den er godt belagt, legg deretter til den varme pannen og stek til den er brun og sprø over det hele, snu etter behov, 3 til 4 minutter per side. Vær forsiktig så du ikke brenner frøene. Hell over tahinisaus og server umiddelbart.

## 29. Tofu og Edamame gryterett

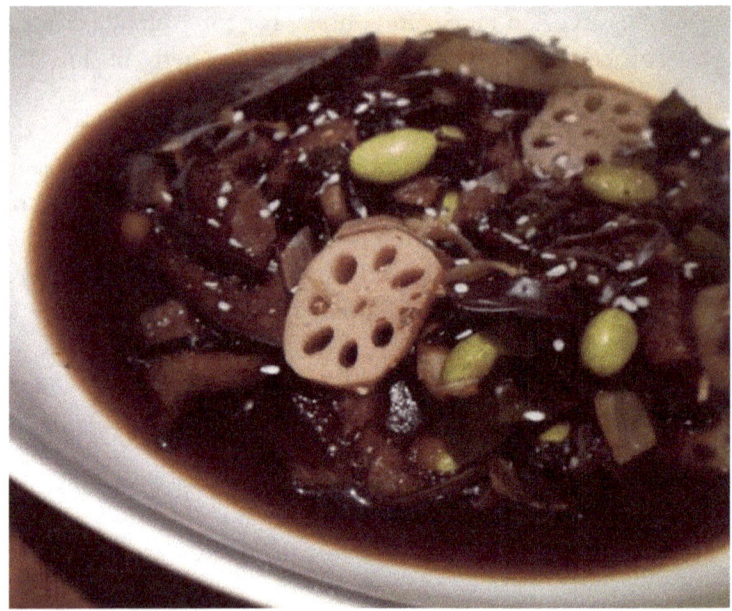

**Gir 4 porsjoner**

- 2 ss olivenolje
- 1 middels gul løk, hakket
- $1/2$ kopper hakket selleri
- 2 fedd hvitløk, finhakket
- 2 mellomstore Yukon Gold-poteter, skrelt og kuttet i $1/2$-tommers terninger
- 1 kopp avskallet fersk eller frossen edamame
- 2 kopper skrelt og kuttet zucchini
- $1/2$ kopper frosne babyerter
- 1 ts tørket velsmakende
- $1/2$ ts smuldret tørket salvie
- $1/8$ ts malt cayennepeper
- $1 \, 1/2$ kopper grønnsaksbuljong, hjemmelaget (se Lett grønnsaksbuljong) eller kjøpt Salt og nykvernet sort pepper

- 1 pund ekstra fast tofu, drenert, klappet tørt og kuttet i $1/2$-tommers terninger
- 2 ss finhakket fersk persille

I en stor kjele, varm 1 ss olje over middels varme. Tilsett løk, selleri og hvitløk. Dekk til og kok til den er myk, ca 10 minutter. Rør inn poteter, edamame, zucchini, erter, salt, salvie og cayenne. Tilsett buljongen og kok opp. Reduser varmen til lav og smak til med salt og pepper. Dekk til og la det småkoke til grønnsakene er møre og smakene er blandet, ca 40 minutter.

I en stor panne, varm opp den resterende 1 ss olje over middels høy varme. Tilsett tofuen og kok til den er gyldenbrun, ca. 7 minutter. Smak til med salt og pepper og sett til side. Ca 10 minutter før lapskausen er ferdig stekt, tilsett stekt tofu og persille. Smak, juster krydder om nødvendig, og server umiddelbart.

## 30. Soyabrune drømmekoteletter

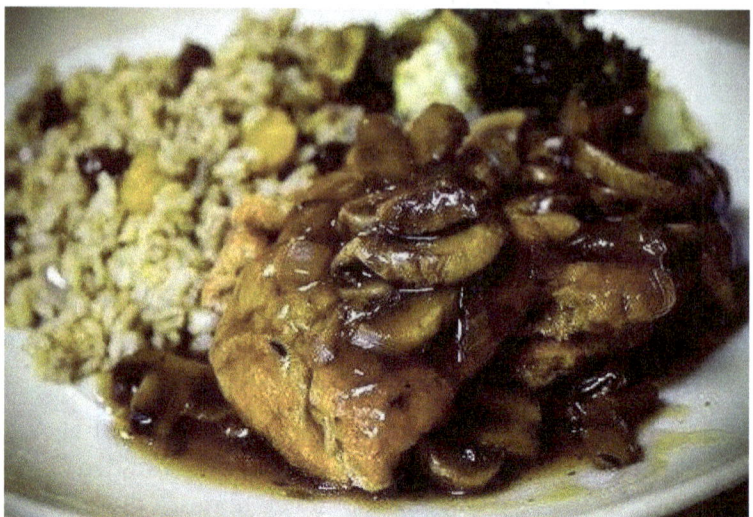

**Gir 6 porsjoner**

- 10 gram fast tofu, drenert og smuldret
- 2 ss soyasaus
- ¼ ts søt paprika
- ¼ ts løkpulver _
- ¼ ts hvitløkspulver _
- ¼ ts nykvernet sort pepper
- 1 kopp hveteglutenmel (vitalt hvetegluten)
- 2 ss olivenolje

Kombiner tofu, soyasaus, paprika, løkpulver, hvitløkspulver, pepper og mel i en foodprosessor. Bearbeid til det er godt blandet. Overfør blandingen til en flat arbeidsflate og form til en sylinder. Del blandingen i 6 like store stykker og flat dem til svært tynne koteletter, ikke mer enn $1/4$-tommers tykke. (For å gjøre dette, plasser hver kotelett mellom to stykker vokset papir, filmfolie eller pergamentpapir og rull flatt med en kjevle.)

Varm oljen over middels varme i en stor panne. Tilsett kotelettene, i porsjoner om nødvendig, dekk til og stek til de er pent brune på begge sider, 5 til 6 minutter per side. Kotelettene er nå klare til bruk i oppskrifter eller serveres umiddelbart, toppet med en saus.

## 31. My Kinda Meat Loaf

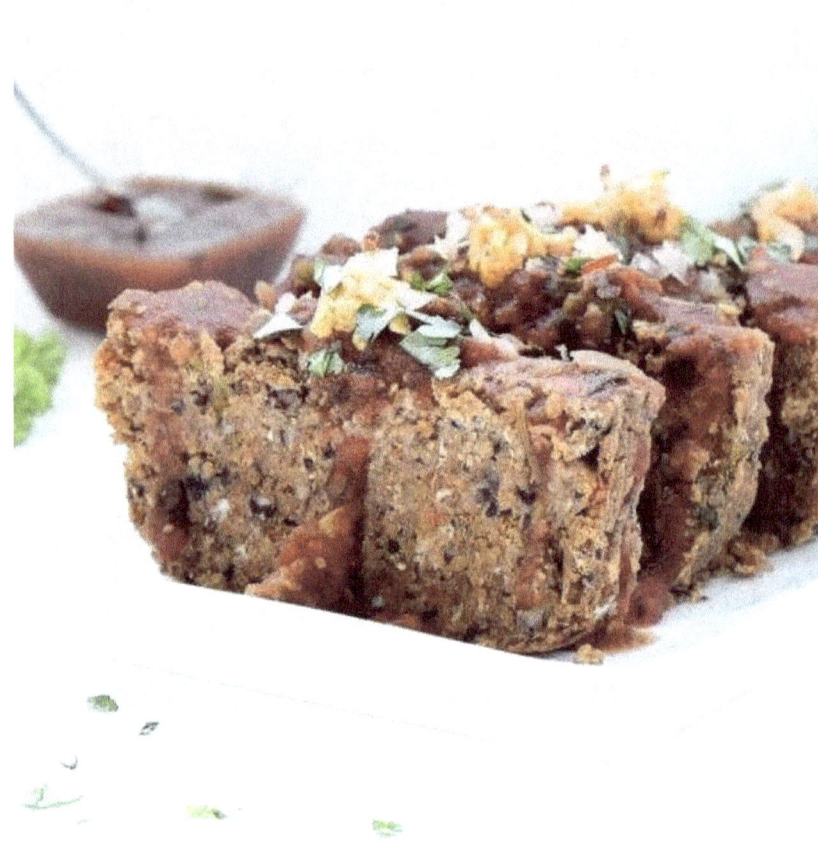

### Gir 4 til 6 porsjoner

- 2 ss olivenolje
- $^2/_3$ kopper hakket løk
- 2 fedd hvitløk, finhakket
- 1 pund ekstra fast tofu, drenert og klappet tørr
- 2 ss ketchup

- 2 ss tahini (sesampasta) eller kremet peanøttsmør
- 2 ss soyasaus
- ¹/₂ kopper malte valnøtter
- 1 kopp gammeldags havre
- 1 kopp hveteglutenmel (vitalt hvetegluten)
- 2 ss finhakket fersk persille
- ¹/₂ ts salt
- ¹/₂ ts søt paprika
- ¹/₄ ts nykvernet sort pepper

Forvarm ovnen til 375°F. Olje lett en 9-tommers brødform og sett til side. I en stor panne, varm 1 ss olje over middels varme. Tilsett løk og hvitløk, dekk til og stek til den er myk, 5 minutter.

Kombiner tofu, ketchup, tahini og soyasaus i en foodprosessor og bearbeid til jevn. Tilsett den reserverte løkblandingen og alle de resterende ingrediensene. Puls til godt blandet, men med litt tekstur igjen.

Skrap blandingen i den forberedte pannen. Trykk blandingen godt ned i pannen, jevn ut toppen. Stek til den er fast og gyllenbrun, ca 1 time. La stå i 10 minutter før du skjærer i skiver.

## 32. Veldig vanilje fransk toast

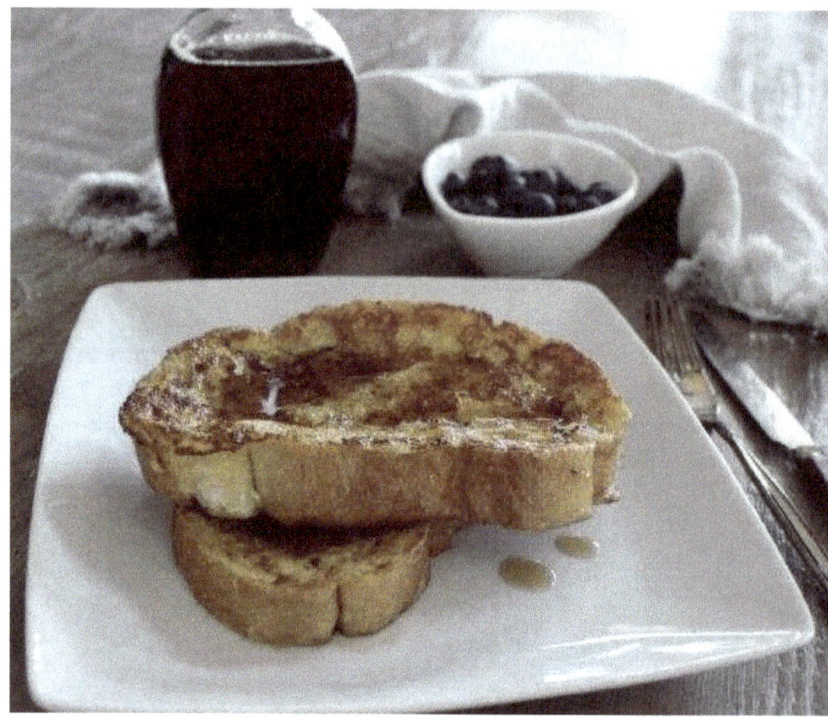

### Gir 4 porsjoner

1 (12 unse) pakke fast silketofu, drenert
1 $^1/_2$ kopper soyamelk
2 ss maisstivelse
1 ss rapsolje eller druekjerneolje
2 ts sukker
1 $^1/_2$ ts ren vaniljeekstrakt
$^{1/4}_{ts}$ salt _
4 skiver daggammelt italiensk brød
Canola eller druekjerneolje, til steking

Forvarm ovnen til 225°F. Kombiner tofu, soyamelk, maisstivelse, olje, sukker, vanilje og salt i en blender eller foodprosessor og bland til en jevn masse.

Hell røren over i en grunn bolle og dypp brødet i røren, snu for å dekke begge sider.

Varm opp et tynt lag olje på middels varme på en takke eller stor stekepanne. Plasser den franske toasten på den varme takken og stek til den er gyldenbrun på begge sider, snu en gang, 3 til 4 minutter per side.

Overfør den kokte franske toasten til et varmefast fat og hold den varm i ovnen mens du steker resten.

## 33. Sesam-soya frokostpålegg

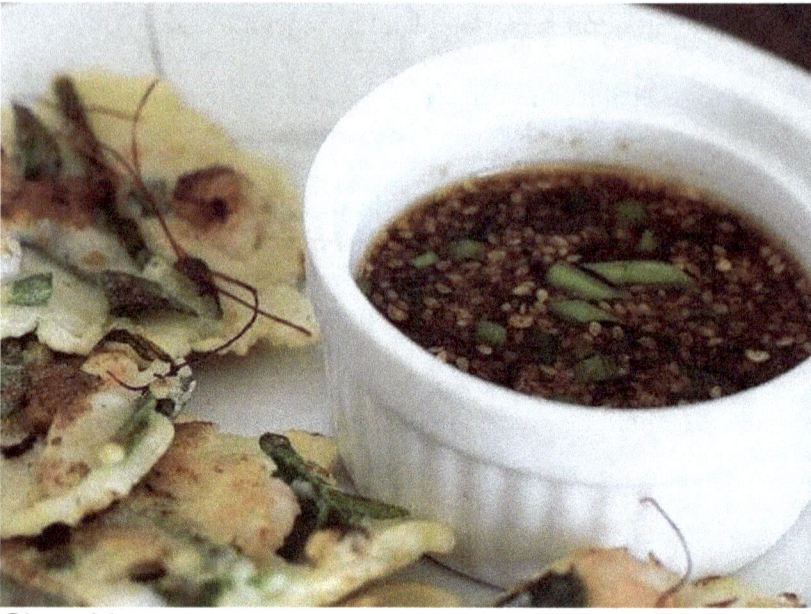

**Gir ca 1 kopp**

$1/2$ kopper myk tofu, drenert og klappet tørr
2 ss tahini (sesampasta)
2 ss næringsgjær
1 ss fersk sitronsaft
2 ts linfrøolje
1 ts ristet sesamolje
$1/2$ ts salt

Kombiner alle ingrediensene i en blender eller foodprosessor og kjør til en jevn masse. Skrap blandingen i en liten bolle, dekk til og avkjøl i flere timer for å fordype smaken. Riktig oppbevart holder den seg i opptil 3 dager.

## 34. Radiatore Med Aurora Saus

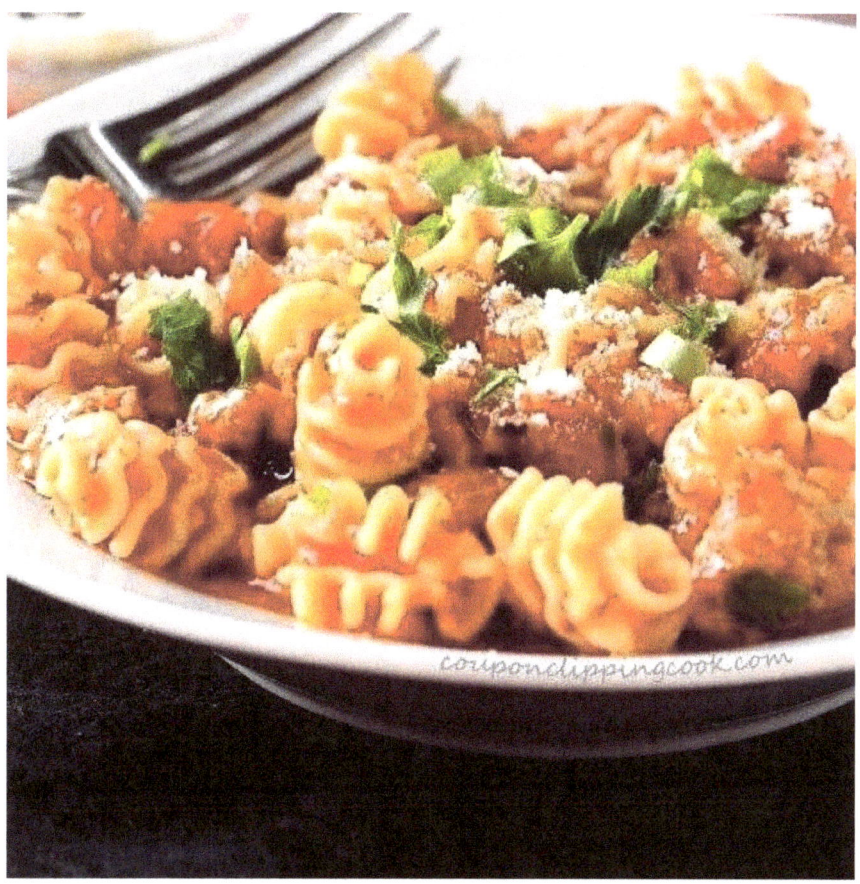

**Gir 4 porsjoner**

- 1 ss olivenolje
- 3 fedd hvitløk, finhakket
- 3 grønne løk, finhakket
- (28 unse) kan knuste tomater
- 1 ts tørket basilikum
- $1/2$ ts tørket merian
- 1 ts salt

- ¹/₄ ts nykvernet sort pepper
- ¹/₃ kopper vegansk kremost eller drenert myk tofu
- 1 pund radiatore eller annen liten, formet pasta
- 2 ss finhakket fersk persille, til pynt

I en stor kjele, varm oljen over middels varme. Tilsett hvitløk og grønn løk og stek til dufter, 1 minutt. Rør inn tomater, basilikum, merian, salt og pepper. Gi sausen et oppkok, reduser deretter varmen til lav og la det småkoke i 15 minutter, rør av og til.

I foodprosessor blander du kremosten til den er jevn. Tilsett 2 kopper tomatsaus og bland til en jevn masse. Skrap tofu-tomatblandingen tilbake i kasserollen med tomatsausen, rør for å blande. Smak til, juster krydder om nødvendig. Hold deg varm over lav varme.

I en stor kjele med kokende saltet vann, kok pastaen over middels høy varme, rør av og til, til den er al dente, ca. 10 minutter. Hell godt av og ha over i en stor serveringsbolle. Tilsett sausen og bland forsiktig for å kombinere. Dryss over persille og server umiddelbart.

## 35. Klassisk tofu lasagne

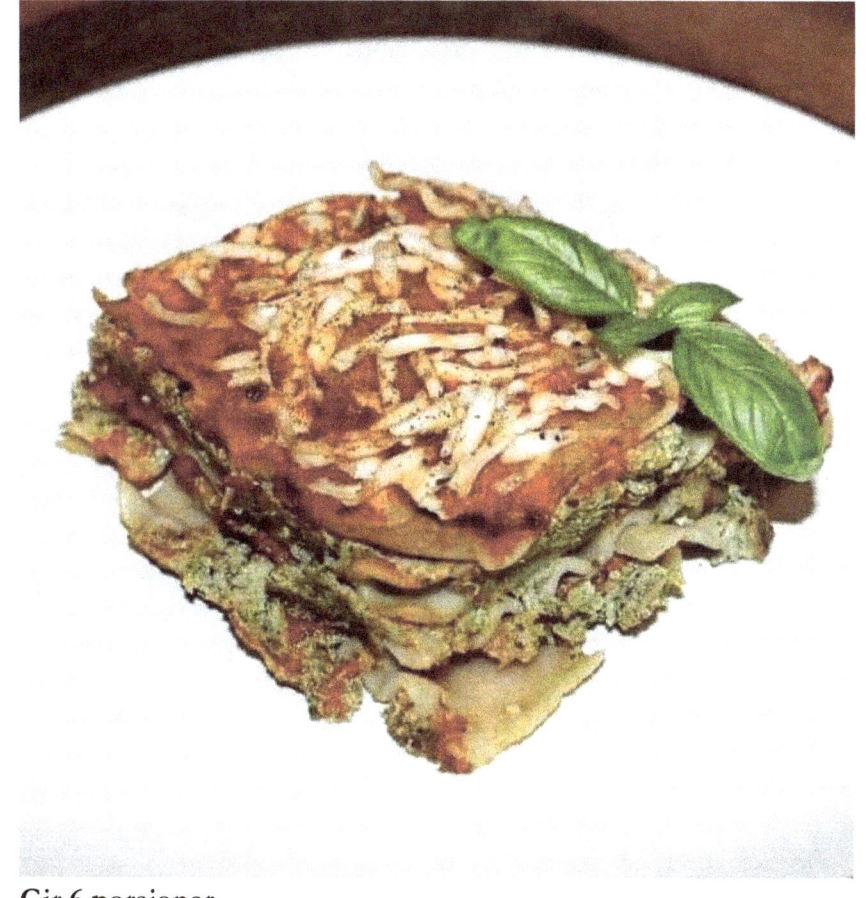

### Gir 6 porsjoner

- 12 gram lasagne nudler
- 1 pund fast tofu, drenert og smuldret
- 1 pund myk tofu, drenert og smuldret
- 2 ss næringsgjær
- 1 ts fersk sitronsaft
- 1 ts salt
- $1/4$ ts nykvernet sort pepper

- 3 ss finhakket fersk persille
- $1/2$ kopper vegansk parmesan eller parmasio
- 4 kopper marinarasaus, hjemmelaget (se Marinarasaus) eller kjøpt i butikken

I en kjele med kokende saltet vann, kok nudlene over middels høy varme, rør av og til til de er akkurat al dente, ca. 7 minutter. Forvarm ovnen til 350°F. Kombiner den faste og myke tofusen i en stor bolle. Tilsett næringsgjær, sitronsaft, salt, pepper, persille og $1/4$ kopp parmesan. Bland til det er godt blandet.

Hell et lag av tomatsausen i bunnen av en 9 x 13-tommers bakebolle. Topp med et lag av de kokte nudlene. Fordel halvparten av tofublandingen jevnt over nudlene. Gjenta med et nytt lag nudler etterfulgt av et lag saus. Fordel den resterende tofublandingen på toppen av sausen og avslutt med et siste lag med nudler og saus. Dryss over den resterende ¼ koppen parmesan. Hvis det er igjen saus, lagre den og server den varm i en bolle ved siden av lasagnen.

Dekk til med folie og stek i 45 minutter. Ta av lokket og stek i 10 minutter lenger. La stå i 10 minutter før servering.

## 36. Rød Chard og Spinat Lasagne

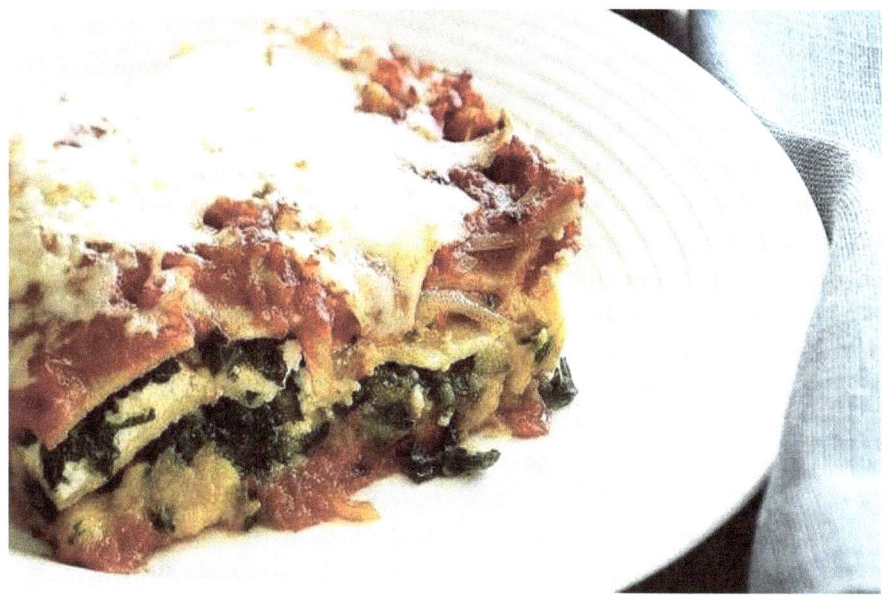

**Gir 6 porsjoner**

- 12 gram lasagne nudler
- 1 ss olivenolje
- 2 fedd hvitløk, finhakket
- 8 gram fersk rød chard, seige stilker fjernet og grovhakket
- 9 gram fersk babyspinat, grovhakket
- 1 pund fast tofu, drenert og smuldret
- 1 pund myk tofu, drenert og smuldret
- 2 ss næringsgjær
- 1 ts fersk sitronsaft
- 2 ss finhakket fersk flatbladpersille
- 1 ts salt
- $1/4$ ts nykvernet sort pepper

- 3 $^1/_2$ kopper marinara saus, hjemmelaget eller kjøpt i butikken

I en kjele med kokende saltet vann, kok nudlene over middels høy varme, rør av og til til de er akkurat al dente, ca. 7 minutter. Forvarm ovnen til 350°F.

I en stor kjele, varm oljen over middels varme. Tilsett hvitløken og stek til den dufter. Tilsett chard og kok, rør til visnet, ca 5 minutter. Tilsett spinaten og fortsett å koke, rør til den er visnet, ca 5 minutter til. Dekk til og kok til den er myk, ca 3 minutter. Avdekk og sett til side til avkjøling. Når det er avkjølt nok til å håndtere, tøm eventuell gjenværende fuktighet fra greenene, trykk mot dem med en stor skje for å presse ut overflødig væske. Legg grønnsakene i en stor bolle. Tilsett tofu, næringsgjæren, sitronsaft, persille, salt og pepper. Bland til det er godt blandet.

Hell et lag av tomatsausen i bunnen av en 9 x 13-tommers bakebolle. Topp med et lag av nudlene. Fordel halvparten av tofublandingen jevnt over nudlene. Gjenta med et nytt lag nudler og et lag saus. Fordel den resterende tofublandingen på toppen av sausen og avslutt med et siste lag med nudler, saus og topp med parmesan.

Dekk til med folie og stek i 45 minutter. Ta av lokket og stek i 10 minutter lenger. La stå i 10 minutter før servering.

## 37. Stekt grønnsakslasagne

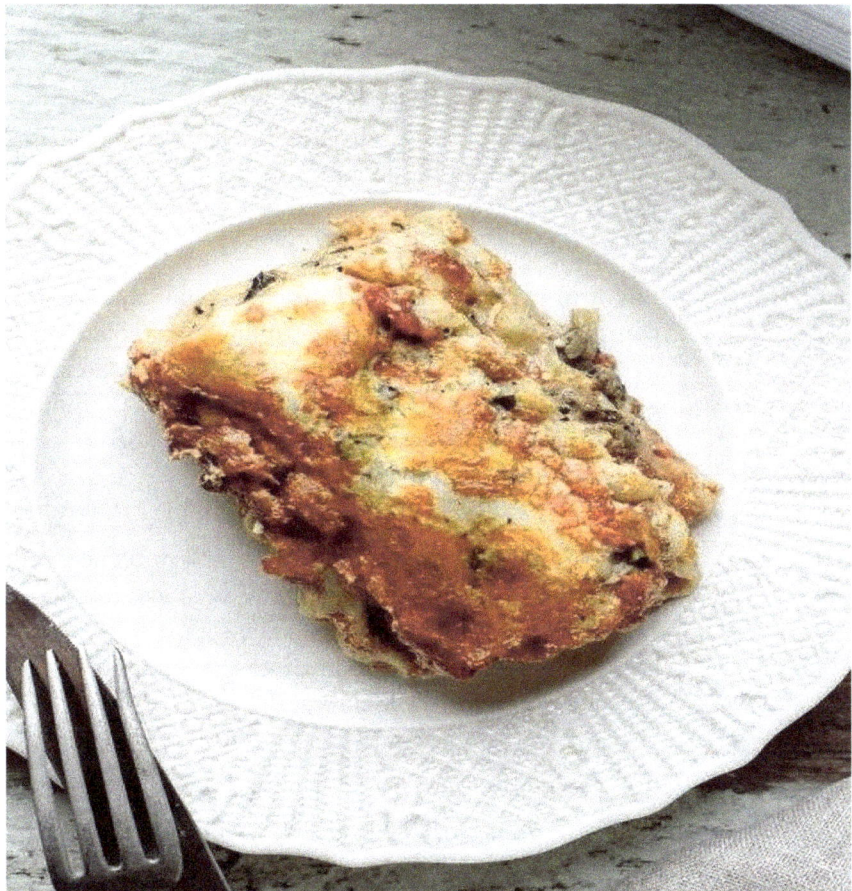

**Gir 6 porsjoner**

- 1 middels zucchini, kuttet i $^1/_4$-tommers skiver
- 1 middels aubergine, kuttet i $^1/_4$-tommers skiver
- 1 middels rød paprika, i terninger
- 2 ss olivenolje
- Salt og nykvernet sort pepper
- 8 gram lasagne nudler

- 1 pund fast tofu, drenert, klappet tørr og smuldret
- 1 pund myk tofu, drenert, klappet tørr og smuldret
- 2 ss næringsgjær
- 2 ss finhakket fersk flatbladpersille
- 3 1/2 kopper marinara saus, hjemmelaget (se Marinara saus ) eller kjøpt i butikken

Forvarm ovnen til 425°F. Fordel zucchini, aubergine og paprika på en lett oljet 9 x 13-tommers bakeplate. Ringle over olje og smak til med salt og sort pepper. Stek grønnsakene til de er myke og lett brune, ca 20 minutter. Ta ut av ovnen og sett til side til avkjøling. Senk ovnstemperaturen til 350°F.

I en kjele med kokende saltet vann, kok nudlene over middels høy varme, rør av og til til de er akkurat al dente, ca. 7 minutter. Tøm og sett til side. I en stor bolle kombinerer du tofuen med næringsgjæren, persille og salt og pepper etter smak. Bland godt.

For å sette sammen, spre et lag med tomatsaus i bunnen av en 9 x 13-tommers bakebolle. Topp sausen med et lag nudler. Topp nudlene med halvparten av de stekte grønnsakene og fordel deretter halvparten av tofublandingen over grønnsakene. Gjenta med et nytt lag nudler, og topp med mer saus. Gjenta lagdelingsprosessen med gjenværende grønnsaker og tofublanding, avslutt med et lag nudler og saus. Dryss parmesan på toppen.

Dekk til og stek i 45 minutter. Ta av lokket og stek ytterligere 10 minutter. Ta ut av ovnen og la stå i 10 minutter før du skjærer.

## 38. Lasagne med Radicchio og sopp

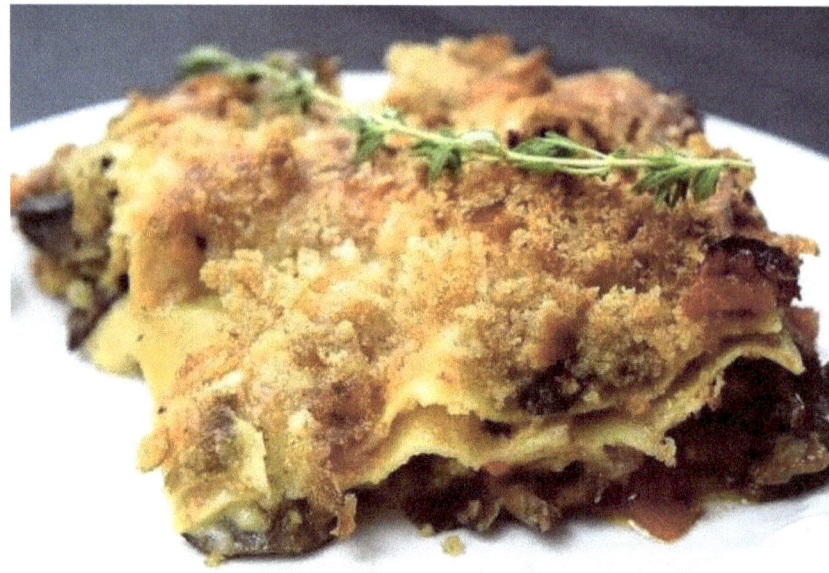

**Gir 6 porsjoner**

- 1 ss olivenolje
- 2 fedd hvitløk, finhakket
- 1 lite hode radicchio, strimlet
- 8 gram cremini sopp, lett skyllet, klappet tørr og tynne skiver
- Salt og nykvernet sort pepper
- 8 gram lasagne nudler
- 1 pund fast tofu, drenert, klappet tørr og smuldret
- 1 pund myk tofu, drenert, klappet tørr og smuldret
- 3 ss næringsgjær

- 2 ss finhakket fersk persille
- 3 kopper marinarasaus, hjemmelaget (se Marinarasaus ) eller kjøpt i butikken

Varm oljen over middels varme i en stor panne. Tilsett hvitløk, radicchio og sopp. Dekk til og kok, rør av og til, til de er møre, ca 10 minutter. Smak til med salt og pepper og sett til side

I en kjele med kokende saltet vann, kok nudlene over middels høy varme, rør av og til til de er akkurat al dente, ca. 7 minutter. Tøm og sett til side. Forvarm ovnen til 350°F.

Kombiner den faste og myke tofuen i en stor bolle. Tilsett næringsgjær og persille og bland til det er godt blandet. Bland inn radicchio- og soppblandingen og smak til med salt og pepper.

Hell et lag av tomatsausen i bunnen av en 9 x 13-tommers bakebolle. Topp med et lag av nudlene. Fordel halvparten av tofublandingen jevnt over nudlene. Gjenta med et nytt lag nudler etterfulgt av et lag saus. Fordel den resterende tofublandingen på toppen og avslutt med et siste lag med nudler og saus. Dryss toppen med malte valnøtter.

Dekk til med folie og stek i 45 minutter. Ta av lokket og stek i 10 minutter lenger. La stå i 10 minutter før servering.

## 39. Lasagne Primavera

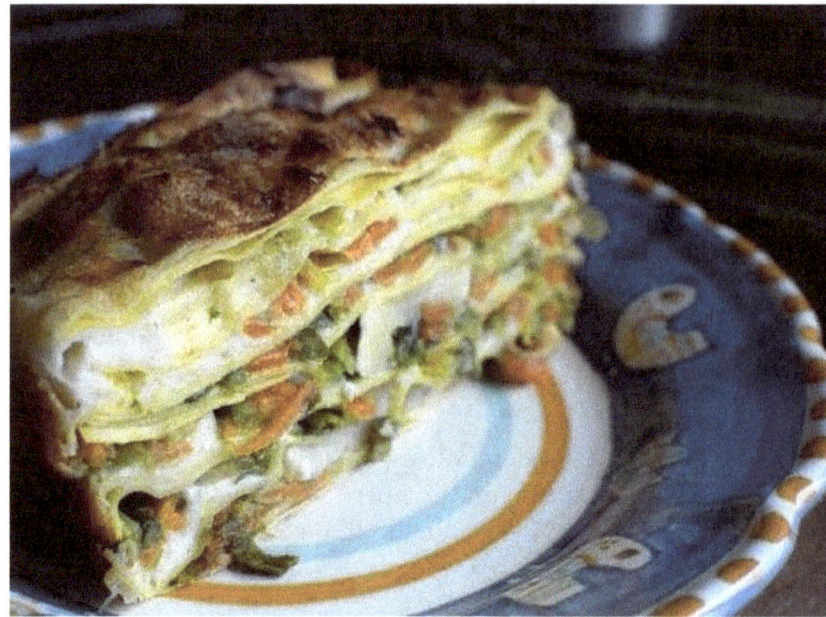

**Gir 6 til 8 porsjoner**

- 8 gram lasagne nudler
- 2 ss olivenolje
- 1 liten gul løk, hakket
- 3 fedd hvitløk, finhakket
- 6 gram silketofu, drenert
- 3 kopper vanlig usøtet soyamelk
- 3 ss næringsgjær
- $1/8$ ts malt muskatnøtt
- Salt og nykvernet sort pepper
- 2 kopper hakkede brokkolibuketter
- 2 mellomstore gulrøtter, hakket

- 1 liten zucchini, halvert eller delt i fire på langs og kuttet i $1/4$-tommers skiver
- 1 middels rød paprika, hakket
- 2 pund fast tofu, drenert og klappet tørr
- 2 ss finhakket fersk flatbladpersille
- $1/2$ kopper vegansk parmesan eller parmasio
- $1/2$ kopper malte mandler eller pinjekjerner

Forvarm ovnen til 350°F. I en kjele med kokende saltet vann, kok nudlene over middels høy varme, rør av og til til de er akkurat al dente, ca. 7 minutter. Tøm og sett til side.

Varm oljen over middels varme i en liten panne. Tilsett løk og hvitløk, dekk til og stek til det er mykt, ca 5 minutter. Overfør løkblandingen til en blender. Tilsett silketofu, soyamelk, næringsgjær, muskat og salt og pepper etter smak. Bland til jevn og sett til side.

Damp brokkoli, gulrøtter, zucchini og paprika til de er møre. Fjern fra varme. Smuldre den faste tofuen i en stor bolle. Tilsett persille og $1/4$ kopper parmesan og smak til med salt og pepper etter smak. Bland til det er godt blandet. Rør inn de dampede grønnsakene og bland godt, tilsett mer salt og pepper om nødvendig.

Hell et lag av den hvite sausen i bunnen av en lett oljet 9 x 13-tommers bakebolle. Topp med et lag av nudlene. Fordel halvparten av tofu- og grønnsaksblandingen jevnt over nudlene. Gjenta med et nytt lag med nudler, etterfulgt av et lag med saus. Fordel den resterende tofublandingen på toppen og avslutt med et siste lag med nudler og saus, og avslutt med den resterende 1/4 koppen parmesan. Dekk til med folie og stek i 45 minutter.

## Svart bønner og gresskarlasagne

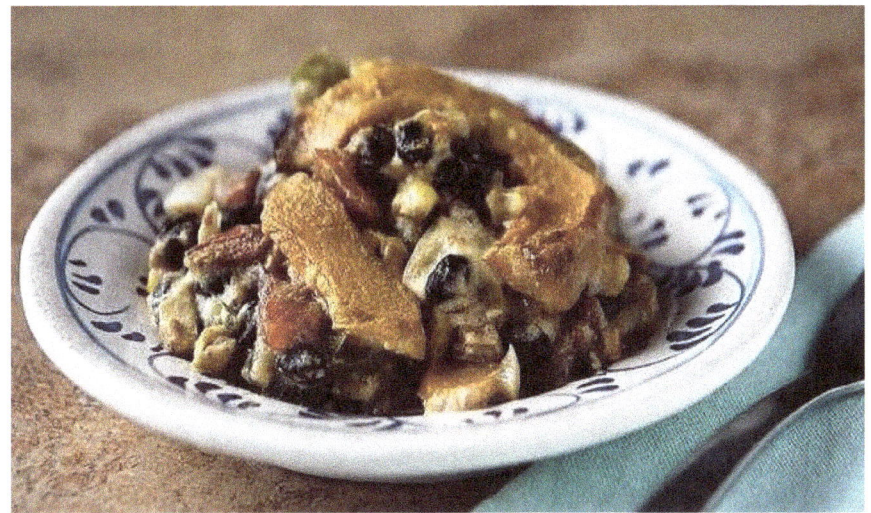

**Gir 6 til 8 porsjoner**

- 12 lasagne nudler
- 1 ss olivenolje
- 1 middels gul løk, hakket
- 1 middels rød paprika, hakket
- 2 fedd hvitløk, finhakket
- 1 $^{1/2}$ kopper kokte eller $_1$ (15,5 unse) boks svarte bønner, drenert og skylt
- (14,5 unse) kan knuste tomater
- 2 ts chilipulver
- Salt og nykvernet sort pepper
- 1 pund fast tofu, godt drenert
- 3 ss hakket fersk persille eller koriander
- 1 (16-unse) boks gresskarpuré
- 3 kopper tomatsalsa, hjemmelaget (se Fresh Tomato Salsa ) eller kjøpt i butikken

I en kjele med kokende saltet vann, kok nudlene over middels høy varme, rør av og til til de er akkurat al dente, ca. 7 minutter. Tøm og sett til side. Forvarm ovnen til 375°F.

Varm oljen over middels varme i en stor panne. Tilsett løken, dekk til og stek til den er myk. Tilsett paprika og hvitløk og stek til den er myk, 5 minutter lenger. Rør inn bønner, tomater, 1 ts chilipulver og salt og sort pepper etter smak. Bland godt og sett til side.

I en stor bolle kombinerer du tofu, persille, de resterende 1 ts chilipulver og salt og sort pepper etter smak. Sette til side. Kombiner gresskaret med salsaen i en middels bolle og rør for å blande godt. Smak til med salt og pepper etter smak.

Fordel omtrent ¾ kopp av gresskarblandingen i bunnen av en 9 x 13-tommers bakebolle. Topp med 4 av nudlene. Topp med halvparten av bønneblandingen, etterfulgt av halvparten av tofublandingen. Topp med fire av nudlene, etterfulgt av et lag av gresskarblandingen, deretter den resterende bønneblandingen, toppet med de resterende nudlene. Fordel den resterende tofublandingen over nudlene, etterfulgt av den gjenværende gresskarblandingen, spre den til kantene av pannen.

Dekk til med folie og stek til det er varmt og boblende, ca 50 minutter. Avdekke, dryss over gresskarkjerner og la stå i 10 minutter før servering.

## 40. Chard-fylt Manicotti

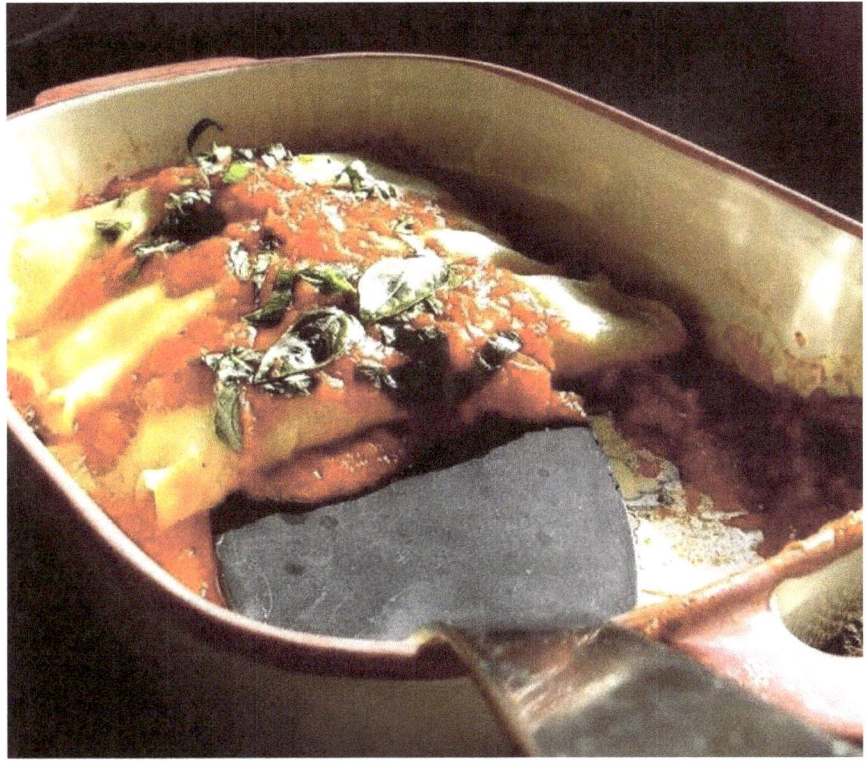

**Gir 4 porsjoner**

- 12 manicotti
- 3 ss olivenolje
- 1 liten løk, finhakket
- 1 middels haug med mangold, seige stilker trimmet og hakket
- 1 pund fast tofu, drenert og smuldret
- Salt og nykvernet sort pepper
- 1 kopp rå cashewnøtter

- 3 kopper vanlig usøtet soyamelk
- $1/8$ ts malt muskatnøtt
- $1/8$ ts malt cayennepeper
- 1 kopp tørre, ukrydrede brødsmuler

Forvarm ovnen til 350°F. Olje lett en 9 x 13-tommers bakebolle og sett til side.

I en kjele med kokende saltet vann, kok manicotti over middels høy varme, rør av og til, til den er al dente, ca. 8 minutter. Tøm godt og kjør under kaldt vann. Sette til side.

I en stor panne, varm 1 ss olje over middels varme. Tilsett løken, dekk til og stek til den er myk i ca 5 minutter. Tilsett mangolden, dekk til og kok til mangolden er mør, rør av og til, ca 10 minutter. Fjern fra varmen og tilsett tofuen, rør for å blande godt. Smak til med salt og pepper etter smak og sett til side.

Kvern cashewnøtter til et pulver i en blender eller foodprosessor. Tilsett $1\ 1/2$ kopper soyamelk, muskatnøtt, cayenne og salt etter smak. Bland til en jevn masse. Tilsett de resterende $1\ 1/2$ koppene soyamelk og bland til det er kremaktig. Smak til, juster krydder om nødvendig.

Fordel et lag av sausen på bunnen av den tilberedte bakebollen. Pakk ca $1/3$ kopper av manicotti fylling inn i manicotti. Legg den fylte manicottien i ett lag i bakebollen. Hell den resterende sausen over manicottien. Kombiner brødsmulene og de resterende 2 ss olje i en liten bolle og dryss over manicotti. Dekk til med folie og stek til det er varmt og boblende, ca. 30 minutter. Server umiddelbart

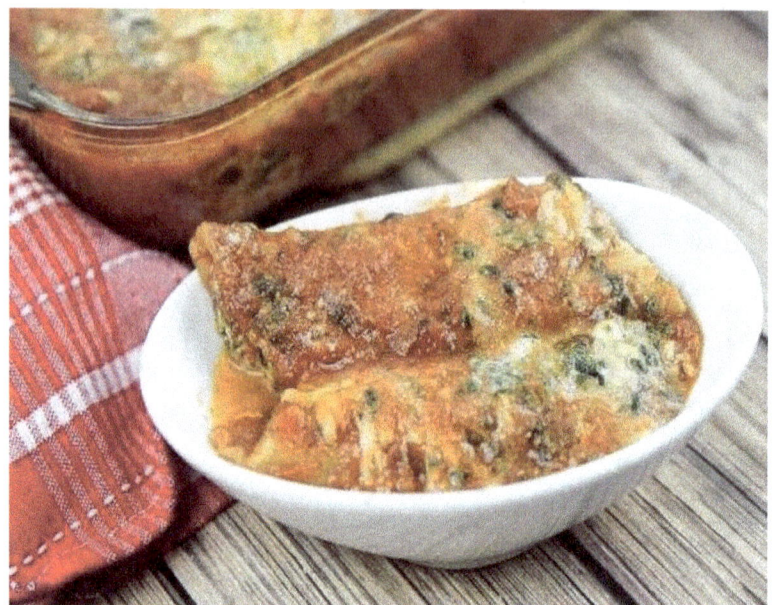

**Gir 4 porsjoner**

- 12 manicotti
- 1 ss olivenolje
- 2 mellomstore sjalottløk, hakket
- 2 (10 unse) pakker frossen hakket spinat, tint
- 1 pund ekstra fast tofu, drenert og smuldret
- $1/4$ ts malt muskatnøtt
- Salt og nykvernet sort pepper
- 1 kopp ristede valnøttbiter
- 1 kopp myk tofu, avrent og smuldret
- $1/4$ kopper næringsgjær
- 2 kopper vanlig usøtet soyamelk
- 1 kopp tørre brødsmuler

Forvarm ovnen til 350°F. Olje lett en 9 x 13-tommers bakebolle. I en kjele med kokende saltet vann, kok manicotti over middels høy varme, rør av og til, til al dente, ca. 10 minutter. Tøm godt og kjør under kaldt vann. Sette til side.

Varm oljen over middels varme i en stor panne. Tilsett sjalottløken og kok til den er myk, ca 5 minutter. Klem spinat for å fjerne så mye væske som mulig og tilsett sjalottløken. Smak til med muskatnøtt og salt og pepper etter smak, og kok i 5 minutter, rør for å blande smaker. Tilsett den ekstra faste tofuen og rør for å blande godt. Sette til side.

Bearbeid valnøttene i en foodprosessor til de er finmalt. Tilsett myk tofu, næringsgjær, soyamelk og salt og pepper etter smak. Bearbeid til glatt.

Fordel et lag av valnøttsausen på bunnen av den tilberedte bakebollen. Fyll manicotti med fyllet. Legg den fylte manicottien i ett lag i bakebollen. Hell den resterende sausen på toppen. Dekk til med folie og stek til det er varmt, ca 30 minutter. Avdekke, dryss med brødsmuler og stek i 10 minutter til for å brune toppen lett. Server umiddelbart

## 41. Lasagne-hjul

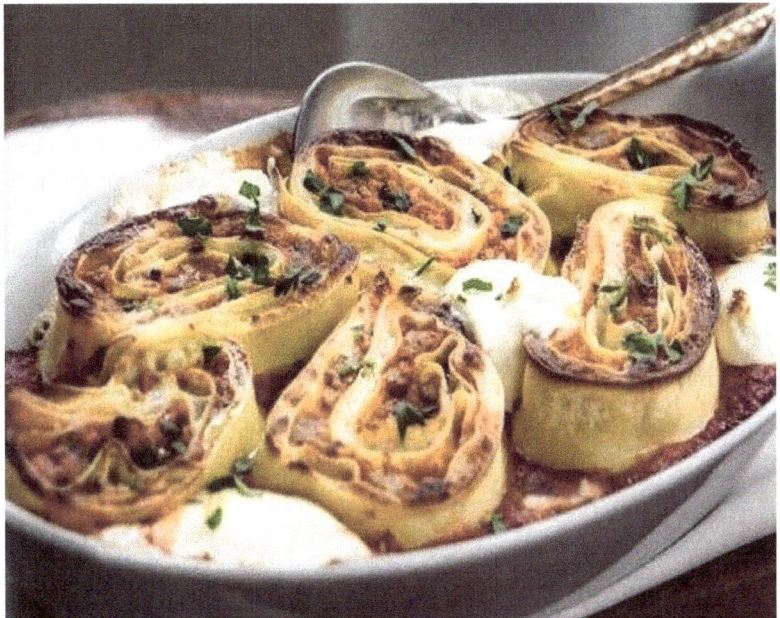

**Gir 4 porsjoner**

- 12 lasagne nudler
- 4 kopper lettpakket fersk spinat
- 1 kopp kokte eller hermetiske hvite bønner, drenert og skylt
- 1 pund fast tofu, drenert og klappet tørr
- $1/2$ ts salt _
- $1/4$ ts nykvernet sort pepper
- $1/8$ ts malt muskatnøtt
- 3 kopper marinarasaus, hjemmelaget (se Marinarasaus) eller kjøpt i butikken

Forvarm ovnen til 350°F. I en kjele med kokende saltet vann, kok nudlene over middels høy varme, rør av og til, til de er akkurat al dente, ca. 7 minutter.

Legg spinaten i en mikrobølgeovn med 1 ss vann. Dekk til og stek i mikrobølgeovnen i 1 minutt til den er visnet. Ta ut av bollen, klem ut eventuell gjenværende væske. Ha spinaten over i en foodprosessor og hakke den i puls. Tilsett bønner, tofu, salt og pepper og bearbeid til det er godt kombinert. Sette til side.

For å sette sammen pinwheelene, legg nudlene ut på en flat arbeidsflate. Fordel ca 3 ss tofu-spinatblanding på overflaten av hver nuddel og rull sammen. Gjenta med de resterende ingrediensene. Fordel et lag av tomatsausen i bunnen av en grunn ildfast form. Plasser rullene oppreist oppå sausen og hell litt av den resterende sausen på hvert hjul. Dekk til med folie og stek i 30 minutter. Server umiddelbart.

## 42. Gresskarravioli med erter

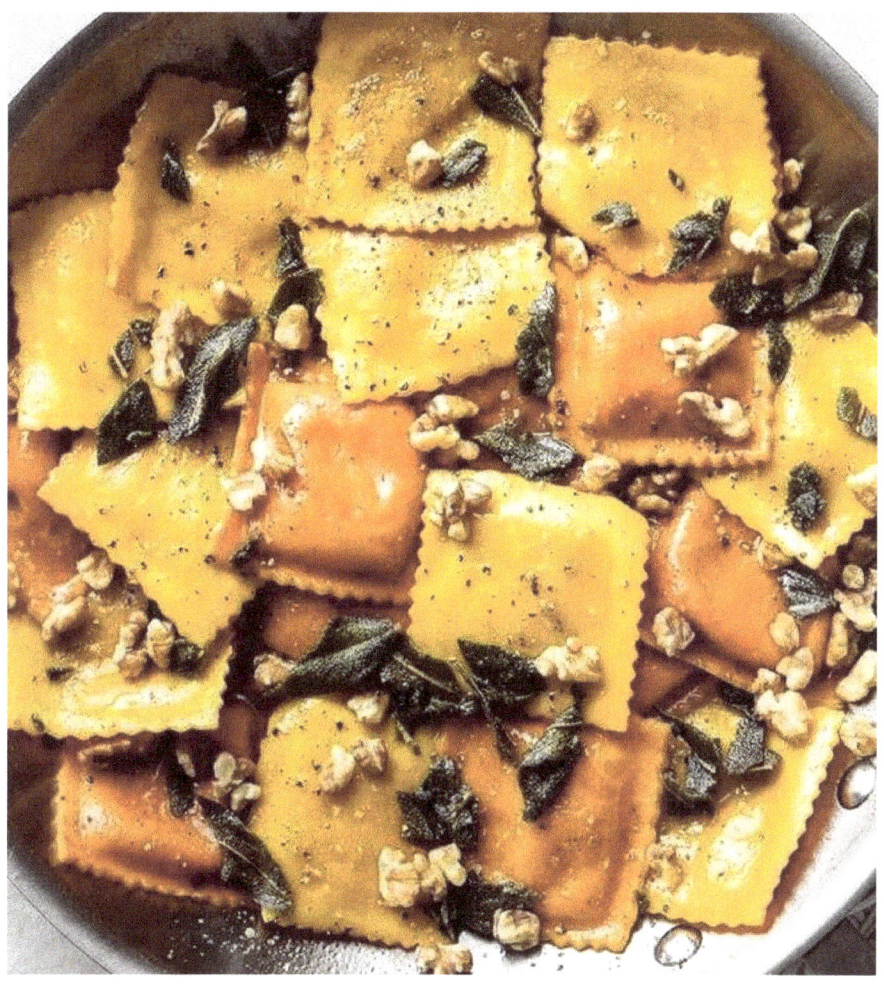

**Gir 4 porsjoner**

- 1 kopp hermetisert gresskarpuré
- $^1/_2$ kopper ekstra fast tofu, godt drenert og smuldret
- 2 ss finhakket fersk persille
- Klyp malt muskatnøtt

- Salt og nykvernet sort pepper
- 1 oppskrift Eggfri pastadeig
- 2 eller 3 mellomstore sjalottløk, halvert på langs og kuttet i $1/4$-tommers skiver
- 1 kopp frosne babyerter, tint

Bruk et papirhåndkle til å fjerne overflødig væske fra gresskaret og tofuen, og bland deretter i en foodprosessor med næringsgjæren, persille, muskatnøtt og salt og pepper etter smak. Sette til side.

For å lage raviolien, kjevle du pastadeigen tynt på en lett melet overflate. Skjær deigen i

2-tommers brede strimler. Plasser 1 haugevis av stuffing på 1 pastastrimmel, omtrent 1 tomme fra toppen. Plasser en annen teskje med fyll på pastastrimmelen, omtrent en tomme under den første skjeen med fyll. Gjenta langs hele lengden av deigstrimmelen. Fukt kantene på deigen lett med vann og legg en ny pastastrimmel på toppen av den første som dekker fyllet. Press de to deiglagene sammen mellom porsjonene med fyll. Bruk en kniv til å trimme sidene av deigen for å gjøre den rett, og skjær deretter over deigen mellom hver fyllhaug for å lage firkantede ravioli. Sørg for å presse ut luftlommer rundt fyllingen før forsegling. Bruk tindene på en gaffel til å presse langs kantene på deigen for å forsegle ravioliene. Overfør ravioliene til en melet tallerken og gjenta med gjenværende deig og saus. Sette til side.

Varm oljen over middels varme i en stor panne. Tilsett sjalottløken og kok, rør av og til, til sjalottløken er dyp gyldenbrun, men ikke brent, ca. 15 minutter. Rør inn ertene og smak til med salt og pepper. Hold deg varm over svært lav varme.

I en stor kjele med kokende saltet vann, kok ravioliene til de flyter til toppen, ca 5 minutter. Hell godt av og ha over i kjelen med sjalottløk og erter. Kok i et minutt eller to for å blande smakene, og overfør deretter til en stor serveringsbolle. Smak til med mye pepper og server umiddelbart.

### 43. Artisjokk-valnøtt ravioli

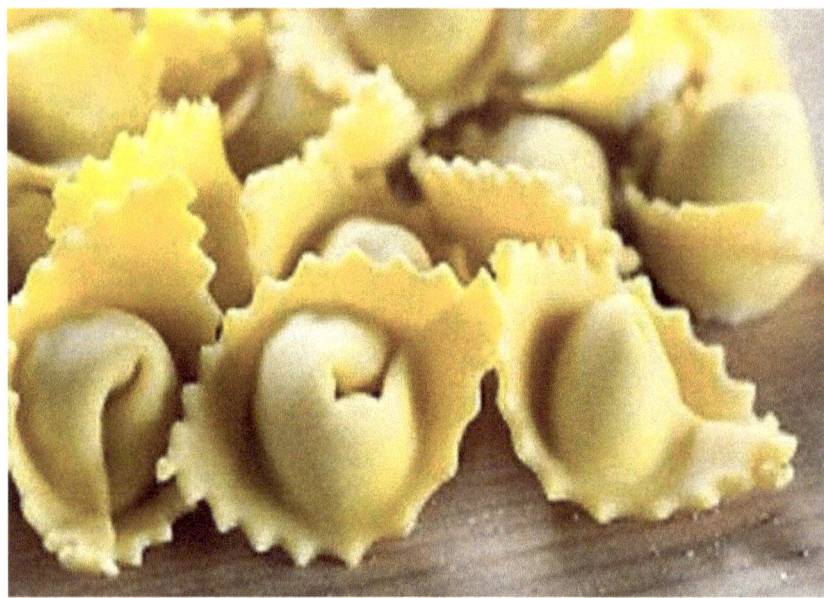

**Gir 4 porsjoner**

- $1/3$ kopper pluss 2 ss olivenolje
- 3 fedd hvitløk, finhakket
- 1 (10 unse) pakke frossen spinat, tint og presset tørr
- 1 kopp frosne artisjokkhjerter, tint og hakket
- $1/3$ kopper fast tofu, drenert og smuldret
- 1 kopp ristede valnøttbiter
- $1/4$ kopper tettpakket fersk persille
- Salt og nykvernet sort pepper
- 1 oppskrift Eggfri pastadeig
- 12 friske salvieblader

I en stor panne, varm 2 ss olje over middels varme. Tilsett hvitløk, spinat og artisjokkhjerter. Dekk til og stek til hvitløken er myk og væsken absorbert, ca. 3 minutter, rør av og til. Overfør blandingen til en foodprosessor. Tilsett tofu, $1/4$ kopper av valnøttene, persillen, og salt og pepper etter smak. Bearbeid til det er hakket og grundig blandet.

Sett til side til avkjøling.

For å lage raviolien, kjevle du ut deigen veldig tynt (ca. $1/8$ tomme) på en lett melet overflate og kutt den i 2-tommers brede strimler. Plasser 1 teskje med fyll på en pastastrimmel, omtrent 1 tomme fra toppen. Plasser en annen teskje med fyll på pastastrimmelen, omtrent 1 tomme under den første skjeen med fyll. Gjenta langs hele lengden av deigstrimmelen.

Fukt kantene på deigen lett med vann og legg en ny pastastrimmel på toppen av den første som dekker fyllet.

Press de to deiglagene sammen mellom porsjonene med fyll. Bruk en kniv til å trimme sidene av deigen for å gjøre den rett, og skjær deretter over deigen mellom hver fyllhaug for å lage firkantede ravioli. Bruk tindene på en gaffel til å presse langs kantene på deigen for å forsegle ravioliene. Overfør ravioliene til en melet tallerken og gjenta med gjenværende deig og fyll.

Kok ravioliene i en stor gryte med kokende saltet vann til de flyter til toppen, ca 7 minutter. Tøm godt og sett til side. Varm opp den resterende $1/3$ kopp olje over middels varme i en stor panne. Legge til salvie og de resterende $3/4$ kopp valnøttene og kok til salvien blir sprø og valnøttene dufter.

Tilsett den kokte raviolien og kok under forsiktig omrøring for å dekke med sausen og varme gjennom. Server umiddelbart.

## 44. Tortellini med appelsinsaus

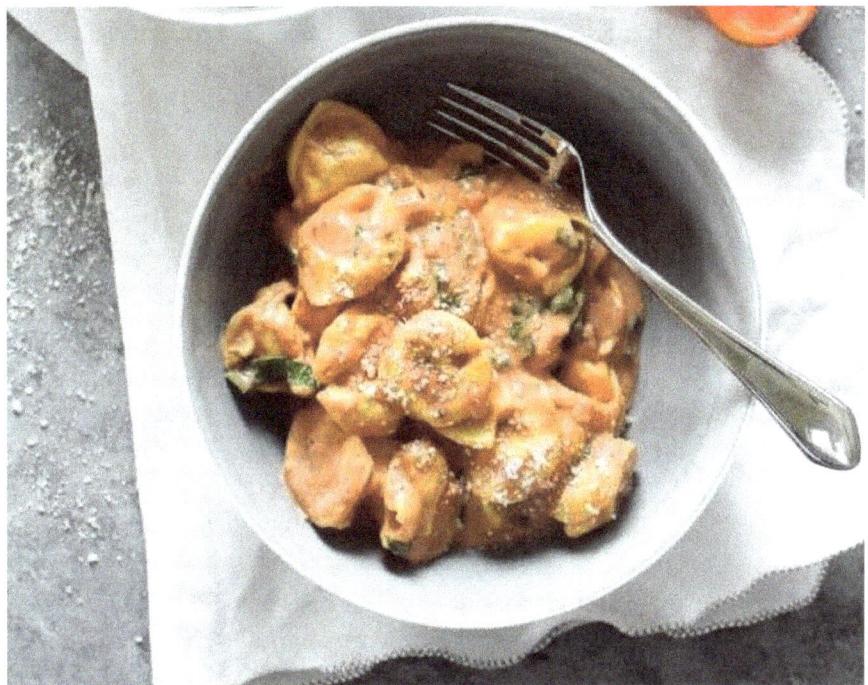

**Gir 4 porsjoner**

- 1 ss olivenolje
- 3 fedd hvitløk, finhakket
- 1 kopp fast tofu, drenert og smuldret
- ¾ kopp hakket fersk persille
- ¼ kopper vegansk parmesan eller parmasio
- Salt og nykvernet sort pepper
- 1 oppskrift Eggfri pastadeig
- 2 $^{1}/_{2}$ kopper marinara saus, hjemmelaget (se Marinara saus ) eller butikk-kjøpt skall av 1 appelsin
- $^{1}/_{2}$ ts knust rød pepper

- $1/2$ kopper soyakrem eller vanlig usøtet soyamelk

    Varm oljen over middels varme i en stor panne. Tilsett hvitløken og stek til den er myk, ca 1 minutt. Rør inn tofu, persille, parmesan og salt og sort pepper etter smak. Bland til det er godt blandet. Sett til side til avkjøling.

    For å lage tortellini, kjevle deigen tynt (ca. $1/8$ tomme) og skjær i 2 $1/2$-tommers firkanter. Plass

    1 ts fyll like utenfor midten og brett det ene hjørnet av pastafirkanten over farsen for å danne en trekant. Press kantene sammen for å forsegle, og pakk deretter trekanten, midtpunktet ned, rundt pekefingeren, og press endene sammen slik at de fester seg. Brett ned punktet på trekanten og skyv av fingeren. Sett til side på en lett melet tallerken og fortsett med resten av deigen og fyllet.

    Kombiner marinarasaus, appelsinskall og knust rød pepper i en stor kjele. Varm opp til den er varm, rør så inn soyakremen og hold den varm på svært lav varme.

    I en kjele med kokende saltet vann, kok tortellini til de flyter til toppen, ca 5 minutter. Hell godt av og ha over i en stor serveringsbolle. Tilsett sausen og bland forsiktig for å kombinere. Server umiddelbart.

## 45. Grønnsak Lo Mein Med Tofu

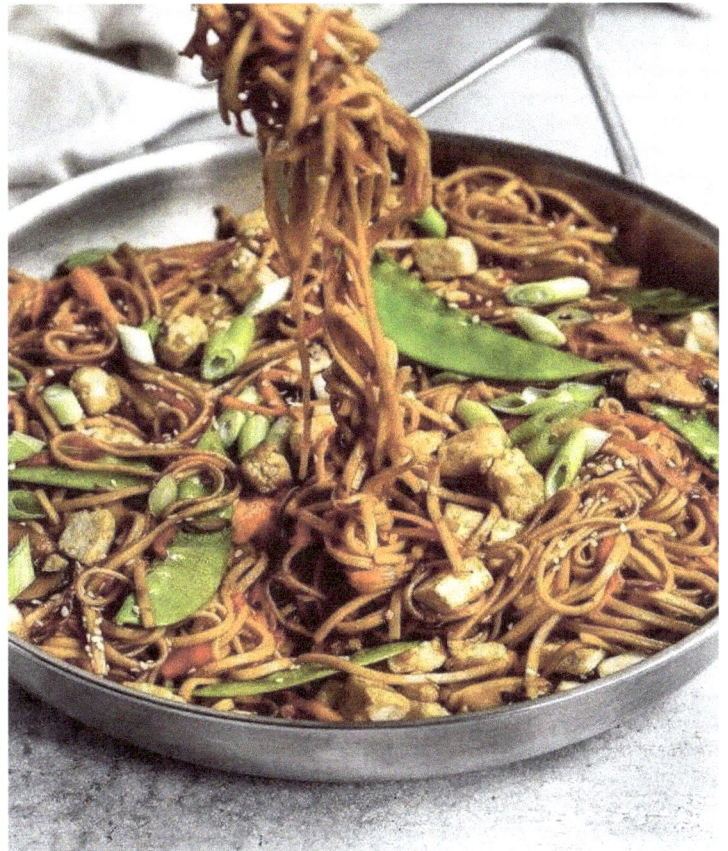

**Gir 4 porsjoner**

- 12 gram linguine
- 1 ss ristet sesamolje
- 3 ss soyasaus
- 2 ss tørr sherry
- 1 ss vann
- Klyp sukker
- 1 ss maisstivelse

- 2 ss raps- eller druekjerneolje
- 1 pund ekstra fast tofu, drenert og i terninger
- 1 middels løk, halvert og i tynne skiver
- 3 kopper små brokkolibuketter
- 1 middels gulrot, kuttet i $1/4$-tommers skiver
- 1 kopp skivet fersk shiitake eller hvit sopp
- 2 fedd hvitløk, finhakket
- 2 ts revet fersk ingefær
- 2 grønne løk, hakket

I en stor kjele med kokende saltet vann, kok linguinen, rør av og til, til den er mør, ca. 10 minutter. Hell godt av og ha over i en bolle. Tilsett 1 ts sesamolje og bland til belegget. Sette til side.

I en liten bolle kombinerer du soyasaus, sherry, vann, sukker og de resterende 2 ts sesamolje. Tilsett maisstivelsen og rør for å løse opp. Sette til side.

I en stor stekepanne eller wok, varm 1 ss raps over middels høy varme. Tilsett tofuen og kok til den er gyldenbrun, ca 10 minutter. Ta ut av pannen og sett til side.

Varm opp den gjenværende rapsoljen i samme panne. Tilsett løk, brokkoli og gulrot og stek til de er så vidt møre, ca. 7 minutter. Tilsett sopp, hvitløk, ingefær og grønn løk og stek i 2 minutter. Rør inn sausen og den kokte linguinen og bland godt. Kok til den er gjennomvarme. Smak, juster krydder og tilsett mer soyasaus om nødvendig. Server umiddelbart.

## 46. Pad Thai

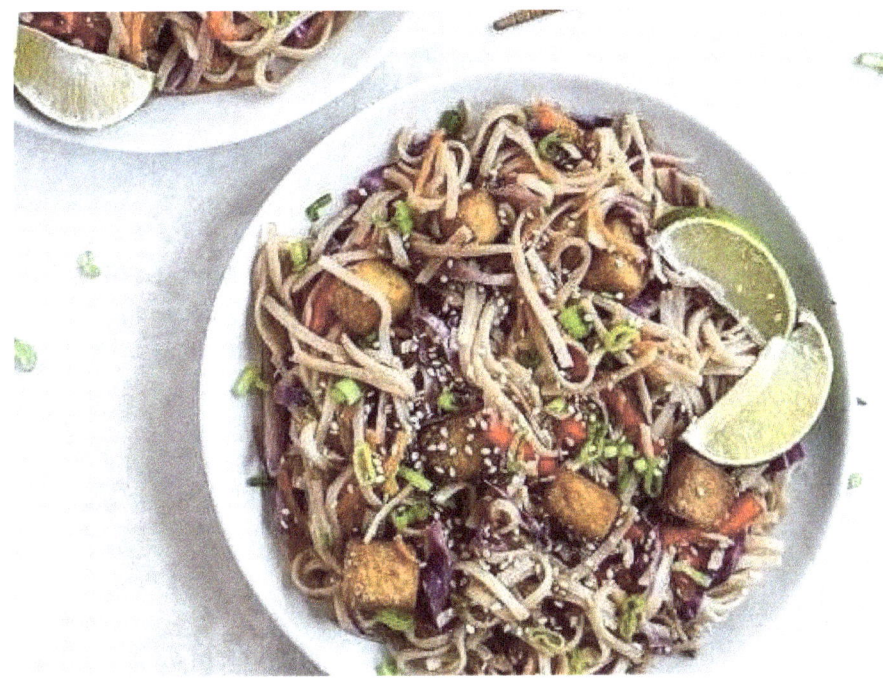

**Gir 4 porsjoner**

- 12 gram tørkede risnudler
- $1/3$ kopper soyasaus
- 2 ss fersk limejuice
- 2 ss lyst brunt sukker
- 1 ss tamarindpasta (se hodenote)
- 1 ss tomatpuré
- 3 ss vann
- $1/2$ ts knust rød pepper
- 3 ss raps- eller druekjerneolje
- 1 pund ekstra fast tofu, drenert, presset (se Tofu), og kuttet i $1/2$ tommers terninger

- 4 grønne løk, finhakket
- 2 fedd hvitløk, finhakket
- $1/3$ kopp grovhakkede tørrstekte usaltede peanøtter
- 1 kopp bønnespirer, til pynt
- 1 lime, kuttet i terninger, til pynt

Bløtlegg nudlene i en stor bolle med varmt vann til de er myke, 5 til 15 minutter, avhengig av tykkelsen på nudlene. Tøm godt og skyll under kaldt vann. Overfør de drenerte nudlene til en stor bolle og sett til side.

I en liten bolle kombinerer du soyasaus, limejuice, sukker, tamarindpasta, tomatpuré, vann og knust rød pepper. Rør for å blande godt og sett til side.

I en stor stekepanne eller wok, varm 2 ss olje over middels varme. Tilsett tofuen og stek til den er gyldenbrun, ca. 5 minutter. Ha over på et fat og sett til side.

I samme panne eller wok, varm opp den resterende 1 ss olje over middels varme. Tilsett løken og stek i 1 minutt. Tilsett den grønne løken og hvitløken, stek i 30 sekunder, tilsett deretter den kokte tofuen og stek i ca. 5 minutter, rør av og til, til den er gyldenbrun. Tilsett de kokte nudlene og bland for å kombinere og varme gjennom.

Rør inn sausen og kok opp, bland til belegg, tilsett en skvett eller to ekstra vann, om nødvendig, for å unngå å feste seg. Når nudlene er varme og møre, legger du dem på et serveringsfat og drysser med peanøtter og koriander. Pynt med bønnespirer og limebåter på siden av fatet. Serveres varm.

## 47. Drunken Spaghetti med Tofu

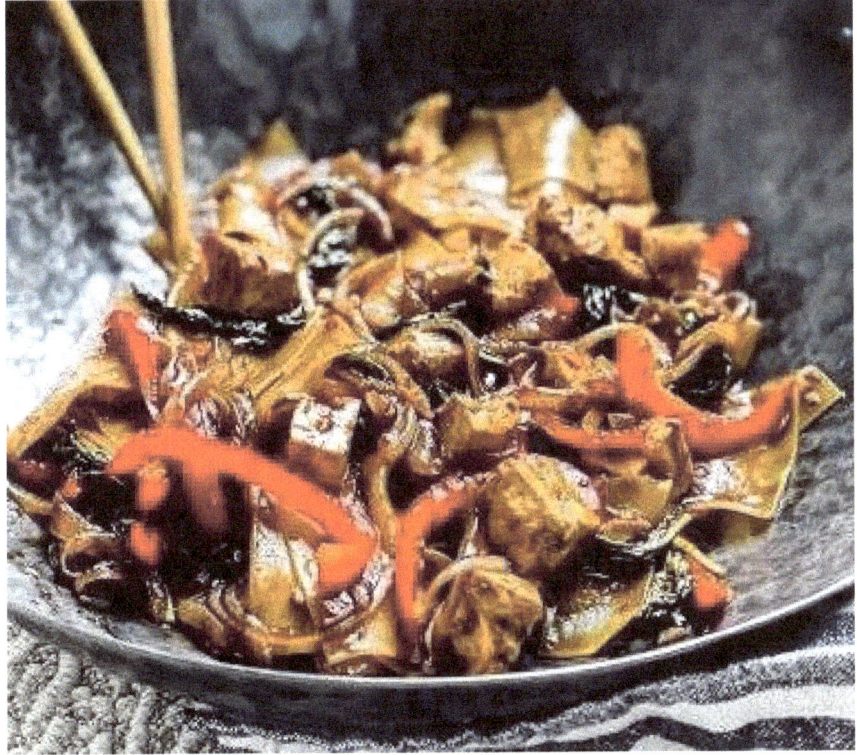

**Gir 4 porsjoner**

- 12 gram spaghetti
- 3 ss soyasaus
- 1 ss vegetarisk østerssaus (valgfritt)
- 1 ts lys brunt sukker
- 8 gram ekstra fast tofu, drenert og presset (se Tofu )
- 2 ss raps- eller druekjerneolje
- 1 middels rødløk, i tynne skiver
- 1 middels rød paprika, i tynne skiver

- 1 kopp snøerter, trimmet
- 2 fedd hvitløk, finhakket
- $1/2$ ts knust rød pepper
- 1 kopp friske thailandske basilikumblader

I en kjele med kokende saltet vann, kok spaghetti over middels høy varme, rør av og til, til den er al dente, ca. 8 minutter. Tøm godt og ha over i en stor bolle. Kombiner soyasaus, østerssaus, hvis du bruker, og sukker i en liten bolle. Bland godt, hell deretter på den reserverte spaghetti, vend til belegg. Sette til side.

Skjær tofuen i $1/2$-tommers strimler. I en stor stekepanne eller wok, varm 1 ss olje over middels høy varme. Tilsett tofuen og kok til den er gylden, ca 5 minutter. Ta ut av pannen og sett til side.

Sett pannen tilbake på varmen og tilsett de resterende 1 ss rapsolje. Tilsett løk, paprika, snøerter, hvitløk og knust rød pepper. Stek til grønnsakene er akkurat møre, ca 5 minutter. Tilsett den kokte spaghetti- og sausblandingen, den kokte tofuen og basilikumen og stek til den er varm, ca. 4 minutter.

# TEMPEH

1. **Spaghetti i Carbonara-stil**

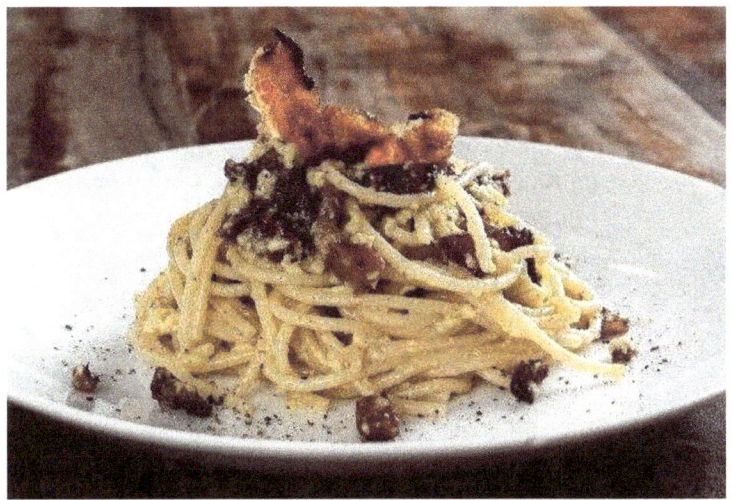

**Gir 4 porsjoner**

- 2 ss olivenolje
- 3 mellomstore sjalottløk, finhakket
- 4 unser tempeh bacon, hjemmelaget (se Tempeh Bacon ) eller butikkkjøpt, hakket
- 1 kopp vanlig usøtet soyamelk
- $1/2$ kopper myk eller silke tofu, drenert
- $1/4$ kopper næringsgjær
- Salt og nykvernet sort pepper
- 1 pund spaghetti
- 3 ss finhakket fersk persille

Varm oljen over middels varme i en stor panne. Tilsett sjalottløken og kok til den er mør, ca 5 minutter. Tilsett tempeh-baconet og kok, rør ofte, til det er lett brunt, ca. 5 minutter. Sette til side.

I en blender kombinerer du soyamelk, tofu, næringsgjær og salt og pepper etter smak. Bland til en jevn masse. Sette til side.

I en stor kjele med kokende saltet vann, kok spaghetti over middels høy varme, rør av og til, til den er al dente, ca. 10 minutter. Hell godt av og ha over i en stor serveringsbolle. Tilsett tofublandingen, $1/4$ kopp parmesan og alle unntatt 2 ss av tempeh-baconblandingen.

Rør forsiktig for å kombinere og smake, juster krydder om nødvendig, tilsett litt mer soyamelk hvis det er for tørt. Topp med flere kverner av pepper, det resterende tempeh-baconet, den resterende parmesanen og persille. Server umiddelbart.

2. **Stek tempeh og grønnsaker**

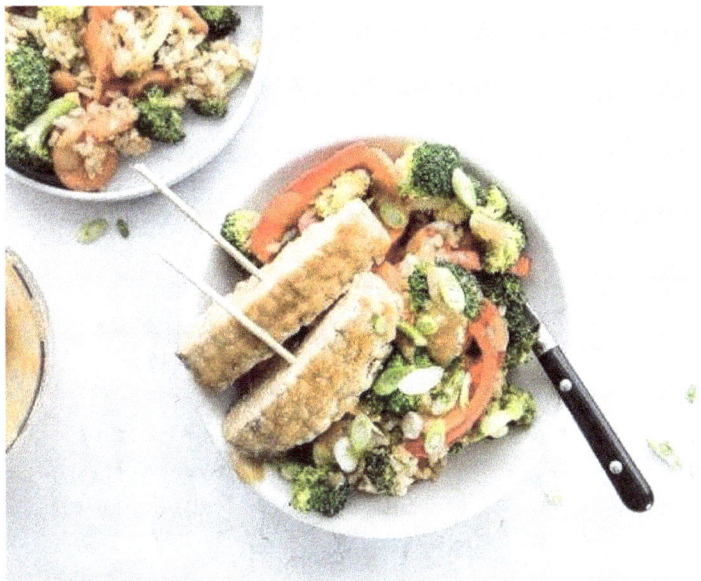

**Gir 4 porsjoner**

- 10 gram tempeh
- Salt og nykvernet sort pepper
- 2 ts maisstivelse
- 4 kopper små brokkolibuketter
- 2 ss raps- eller druekjerneolje
- 2 ss soyasaus
- 2 ss vann
- 1 ss mirin
- $1/2$ ts knust rød pepper
- 2 ts ristet sesamolje
- 1 middels rød paprika, kuttet i $1/2$-tommers skiver
- 6 gram hvit sopp, lett skyllet, klappet tørr og kuttet i $1/2$-tommers skiver
- 2 fedd hvitløk, finhakket
- 3 ss hakket grønn løk

- 1 ts revet fersk ingefær

I en middels gryte med kokende vann, kok tempeen i 30 minutter. Tørk av, tørk og sett til side til avkjøling. Skjær tempeen i $^1/_2$-tommers terninger og legg i en grunn bolle. Smak til med salt og sort pepper etter smak, dryss maisstivelsen over og bland til belegg. Sette til side.

Damp brokkolien lett til den er nesten mør, ca 5 minutter. Kjør under kaldt vann for å stoppe kokeprosessen og beholde den knallgrønne fargen. Sette til side.

I en stor stekepanne eller wok, varm 1 ss av rapsoljen over middels høy varme. Tilsett tempeen og stek til den er gyldenbrun, ca 5 minutter. Ta ut av pannen og sett til side.

I en liten bolle kombinerer du soyasaus, vann, mirin, knust rød pepper og sesamolje. Sette til side.

Varm opp den samme pannen over middels høy varme. Tilsett de resterende 1 ss rapsolje. Tilsett paprika og sopp og stek til den er myk, ca 3 minutter. Tilsett hvitløk, grønn løk og ingefær og stek i 1 minutt. Tilsett dampet brokkoli og stekt tempeh og stek i 1 minutt. Rør inn soyasausblandingen og rør til tempeen og grønnsakene er varme og godt dekket med sausen. Server umiddelbart.

3. Teriyaki Tempeh

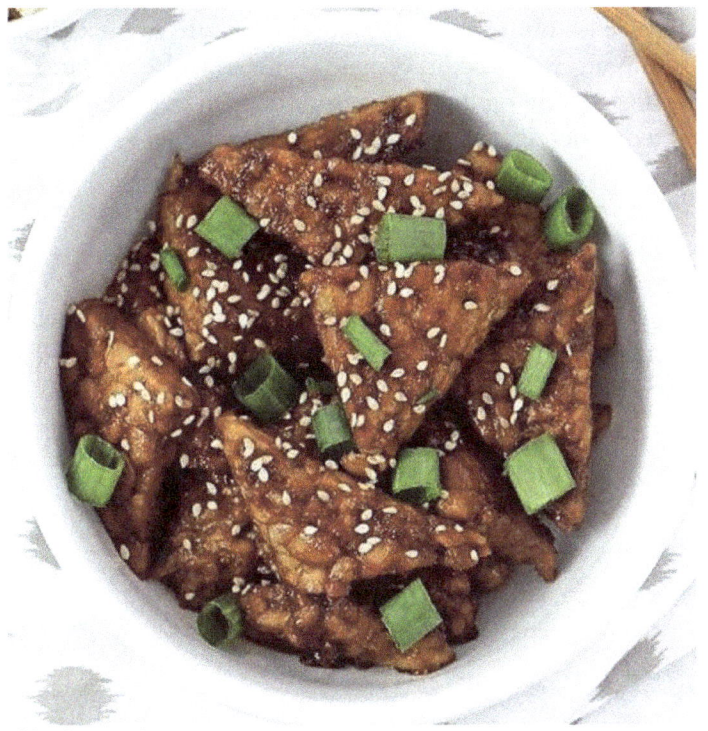

**Gir 4 porsjoner**

- 1 pund tempeh, kuttet i $^1/_4$-tommers skiver
- ¼ kopper fersk sitronsaft
- 1 ts finhakket hvitløk
- 2 ss hakket grønn løk
- 2 ts revet fersk ingefær
- 1 ss sukker
- 2 ss ristet sesamolje
- 1 ss maisstivelse
- 2 ss vann
- 2 ss raps- eller druekjerneolje

I en middels gryte med kokende vann, kok tempeen i 30 minutter. Tøm og legg i en stor grunne form. I en liten bolle kombinerer du soyasaus, sitronsaft, hvitløk, grønn løk, ingefær, sukker, sesamolje, maisstivelse og vann. Bland godt, og hell deretter marinaden over den kokte tempehen, vend til belegg. Mariner tempen i 1 time.

Varm opp rapsoljen over middels varme i en stor panne. Fjern tempeen fra marinaden, behold marinaden. Tilsett tempeen i den varme pannen og stek til den er gyldenbrun på begge sider, ca. 4 minutter per side. Tilsett den reserverte marinaden og la det småkoke til væsken tykner, ca. 8 minutter. Server umiddelbart.

4. **Grillet Tempeh**

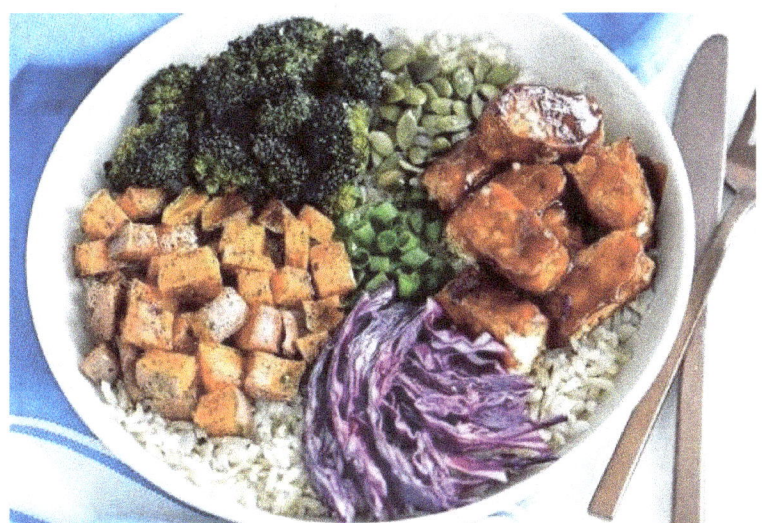

**Gir 4 porsjoner**

- 1 pund tempeh, kuttet i 2-tommers barer
- 2 ss olivenolje
- 1 middels løk, finhakket
- 1 middels rød paprika, finhakket
- 2 fedd hvitløk, finhakket
- (14,5 unse) kan knuste tomater
- 2 ss mørk melasse
- 2 ss eplecidereddik
- spiseskje soyasaus
- 2 ts krydret brun sennep
- 1 ss sukker
- $1/2$ ts salt _
- $1/4$ ts malt allehånde
- $1/4$ ts malt cayennepeper

I en middels gryte med kokende vann, kok tempeen i 30 minutter. Tøm og sett til side.

I en stor kjele, varm 1 ss olje over middels varme. Tilsett løk, paprika og hvitløk. Dekk til og kok til den er myk, ca 5 minutter. Rør inn tomater, melasse, eddik, soyasaus, sennep, sukker, salt, allehånde og cayenne og kok opp. Reduser varmen til lav og la det småkoke uten lokk i 20 minutter.

I en stor stekepanne, varm opp den resterende 1 ss olje over middels varme. Tilsett tempeen og kok til den er gyldenbrun, snu en gang, ca. 10 minutter. Tilsett nok av sausen til å dekke tempeen sjenerøst. Dekk til og la det småkoke for å blande smakene, ca 15 minutter. Server umiddelbart.

5. **Orange-Bourbon Tempeh**

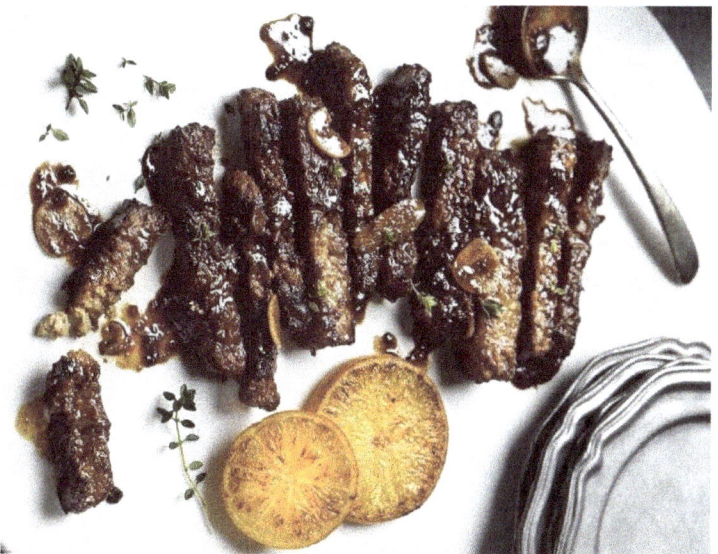

**Gir 4 til 6 porsjoner**

- 2 kopper vann
- $^1/_2$ kopper soyasaus
- tynne skiver fersk ingefær
- 2 fedd hvitløk, i skiver
- 1 pund tempeh, kuttet i tynne skiver
- Salt og nykvernet sort pepper
- $^1/_4$ kopper raps- eller druefrøolje
- 1 ss lys brunt sukker
- $^1/_8$ ts malt allehånde
- 1/3 kopper fersk appelsinjuice
- $^1/_4$ kopper bourbon eller 5 appelsinskiver, halvert
- 1 ss maisstivelse blandet med 2 ss vann

Kombiner vann, soyasaus, ingefær, hvitløk og appelsinskall i en stor kjele. Ha tempeen i marinaden og kok opp. Reduser varmen til lav og la det småkoke i 30 minutter. Fjern tempeen fra marinaden, behold marinaden. Dryss tempeen med salt og pepper etter smak. Ha melet i en grunn bolle. Vend den kokte tempen i melet og sett til side.

Varm oljen over middels varme i en stor panne. Tilsett tempeen, i porsjoner om nødvendig, og stek til de er brune på begge sider, ca 4 minutter per side. Rør gradvis inn den reserverte marinaden. Tilsett sukker, allehånde, appelsinjuice og bourbon. Topp tempeen med appelsinskivene. Dekk til og la det småkoke til sausen er sirupsaktig og smakene er smeltet sammen, ca. 20 minutter.

Bruk en hullsleiv eller slikkepott for å fjerne tempen fra pannen og overfør den til et serveringsfat. Holde varm. Tilsett maisstivelsesblandingen til sausen og kok under omrøring for å tykne. Reduser varmen til lav og la det småkoke uten lokk under konstant omrøring til sausen er tyknet. Hell sausen over tempeen og server umiddelbart.

6. **Tempeh og søtpoteter**

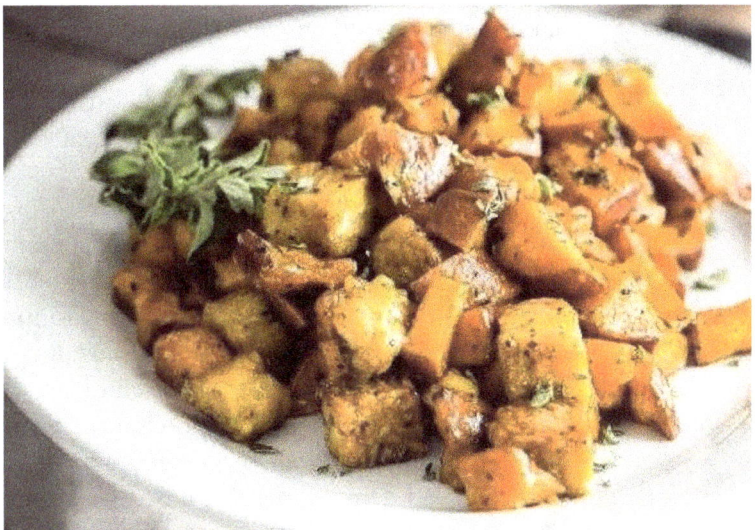

**Gir 4 porsjoner**

- 1 pund tempeh
- 2 ss soyasaus
- 1 ts malt koriander
- $1/2$ ts gurkemeie
- 2 ss olivenolje
- 3 store sjalottløk, hakket
- 1 eller 2 mellomstore søtpoteter, skrelt og kuttet i $1/2$-tommers terninger
- 2 ts revet fersk ingefær
- 1 kopp ananasjuice
- 2 ts lys brunt sukker
- Saft av 1 lime

I en middels gryte med kokende vann, kok tempeen i 30 minutter. Overfør den til en grunn bolle. Tilsett 2 ss soyasaus, koriander og gurkemeie, rør rundt. Sette til side.

I en stor panne, varm 1 ss olje over middels varme. Tilsett tempeen og stek til den er brun på begge sider, ca 4 minutter per side. Ta ut av pannen og sett til side.

Varm de resterende 2 ss olje over middels varme i samme panne. Tilsett sjalottløk og søtpotet. Dekk til og kok til den er litt myk og lett brunet, ca 10 minutter. Rør inn ingefær, ananasjuice, de resterende 1 ss soyasaus og sukker, rør for å kombinere. Reduser varmen til lav, tilsett den kokte tempen, dekk til og kok til potetene er myke, ca. 10 minutter. Ha tempeen og søtpotetene over i et serveringsfat og hold dem varme. Rør limesaften inn i sausen og la det småkoke i 1 minutt for å blande smakene. Drypp sausen over tempeen og server umiddelbart.

7. **Kreolske Tempeh**

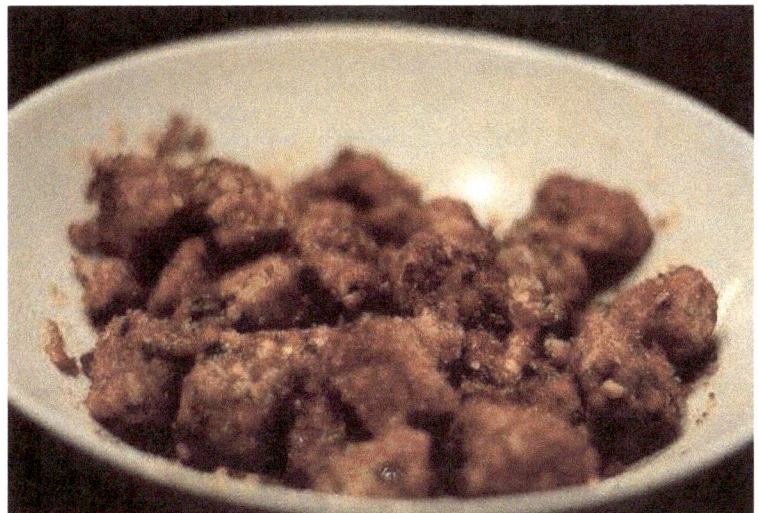

**Gir 4 til 6 porsjoner**

- 1 pund tempeh, kuttet i $^1/_4$-tommers skiver
- $^{1/4}$ kopper soyasaus _
- 2 ss kreolsk krydder
- $^1/_2$ kopper universalmel
- 2 ss olivenolje
- 1 middels søt gul løk, hakket
- 2 selleriribbe, hakket
- 1 middels grønn paprika, hakket
- 3 fedd hvitløk, hakket
- 1 (14,5 unse) boks tomater i terninger, drenert
- 1 ts tørket timian
- $^1/_2$ kopper tørr hvitvin
- Salt og nykvernet sort pepper

Legg tempeen i en stor kjele med nok vann til å dekke. Tilsett soyasausen og 1 ss kreolkrydder. Dekk til og la det småkoke i 30 minutter. Fjern tempeen fra væsken og sett til side, beholder væsken.

I en grunn bolle kombinerer du melet med de resterende 2 ss kreolsk krydder og blander godt. Vend tempeen i melblandingen, belegg godt. I en stor panne, varm 1 ss olje over middels varme. Tilsett den mudrede tempen og stek til den er brun på begge sider, ca 4 minutter per side. Fjern tempeen fra gryten og sett til side.

I samme panne, varm opp den resterende 1 ss olje over middels varme. Tilsett løk, selleri, paprika og hvitløk. Dekk til og kok til grønnsakene er myke, ca 10 minutter. Rør inn tomatene, og legg deretter tempeen tilbake i pannen sammen med timian, vin og 1 kopp av den reserverte kokende væsken. Smak til med salt og pepper etter smak. La det småkoke og kok uten lokk i ca 30 minutter for å redusere væsken og blande smakene. Server umiddelbart.

8. **Tempeh med sitron og kapers**

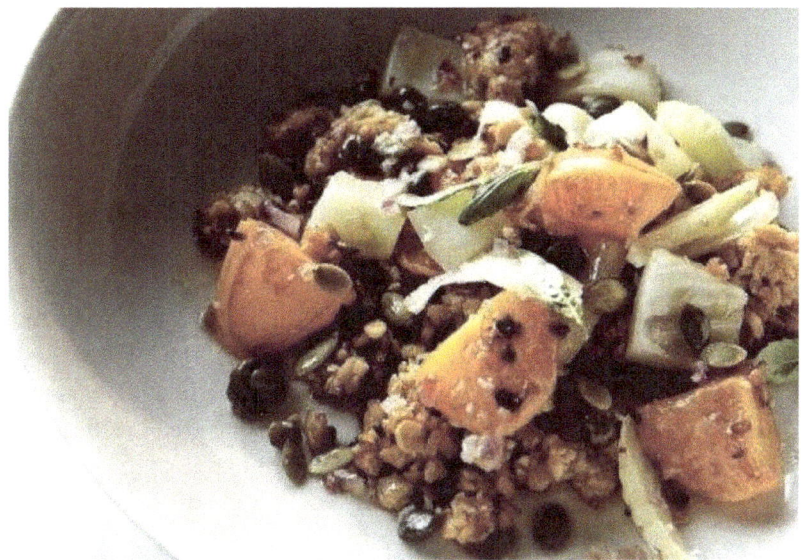

**Gir 4 til 6 porsjoner**

- 1 pund tempeh, kuttet horisontalt i $1/4$-tommers skiver
- $1/2$ kopper soyasaus
- $1/2$ kopper universalmel
- Salt og nykvernet sort pepper
- 2 ss olivenolje
- 2 mellomstore sjalottløk, finhakket
- 2 fedd hvitløk, finhakket
- 2 ss kapers
- $1/2$ kopper tørr hvitvin
- $1/2$ kopp grønnsaksbuljong, hjemmelaget (se Lett grønnsaksbuljong) eller kjøpt i butikken
- 2 ss vegansk margarin
- Saft av 1 sitron
- 2 ss finhakket fersk persille

Legg tempeen i en stor kjele med nok vann til å dekke. Tilsett soyasausen og la det småkoke i 30 minutter. Ta tempeen ut av kjelen og sett til side til avkjøling. I en grunne bolle kombinerer du melet og salt og pepper etter smak. Vend tempeen i melblandingen, belegg begge sider. Sette til side.

I en stor panne, varm 2 ss olje over middels varme. Tilsett tempeen, i porsjoner om nødvendig, og stek til de er brune på begge sider, ca. 8 minutter totalt. Fjern tempeen fra gryten og sett til side.

I samme panne, varm opp den resterende 1 ss olje over middels varme. Tilsett sjalottløken og stek i ca 2 minutter. Tilsett hvitløk, og rør deretter inn kapers, vin og buljong. Sett tempen tilbake i gryten og la det småkoke i 6 til 8 minutter. Rør inn margarin, sitronsaft og persille, rør for å smelte margarinen. Server umiddelbart.

9. **Tempeh med Maple & Balsamico Glaze**

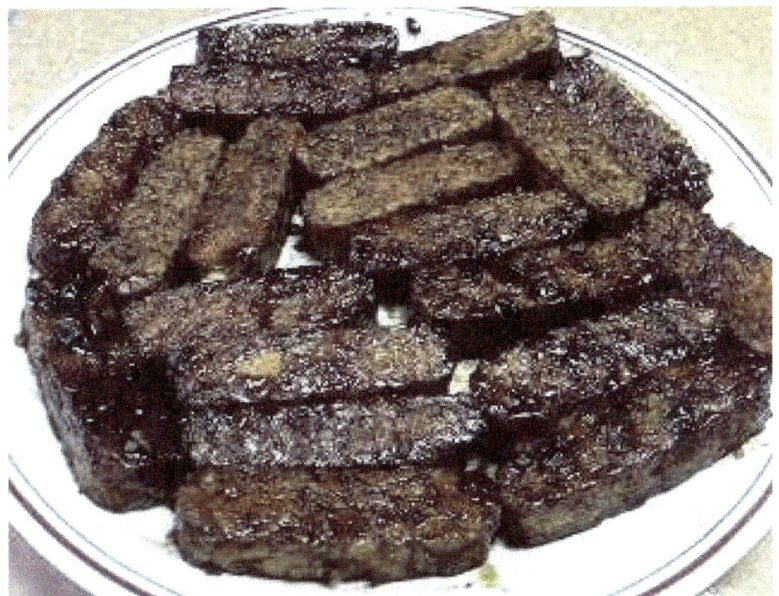

**Gir 4 porsjoner**

- 1 pund tempeh, kuttet i 2-tommers barer
- 2 ss balsamicoeddik
- 2 ss ren lønnesirup
- 1 $1/2$ ss krydret brun sennep
- 1 ts Tabasco saus
- 1 ss olivenolje
- 2 fedd hvitløk, finhakket
- $1/2$ kopp grønnsaksbuljong, hjemmelaget (se Lett grønnsaksbuljong ) eller kjøpt Salt og nykvernet sort pepper

I en middels gryte med kokende vann, kok tempeen i 30 minutter. Tørk av og tørk.

Kombiner eddik, lønnesirup, sennep og Tabasco i en liten bolle. Sette til side.

Varm oljen over middels varme i en stor panne. Tilsett tempeen og stek til den er brun på begge sider, snu en gang, ca 4 minutter per side. Tilsett hvitløken og stek 30 sekunder lenger.

Rør inn buljong og salt og pepper etter smak. Øk varmen til middels høy og kok uten lokk i ca. 3 minutter, eller til væsken nesten er fordampet.

Tilsett den reserverte sennepsblandingen og kok i 1 til 2 minutter, snu tempeen til å dekke med sausen og glaser pent. Vær forsiktig så du ikke brenner deg. Server umiddelbart.

## 10. Fristende Tempeh Chili

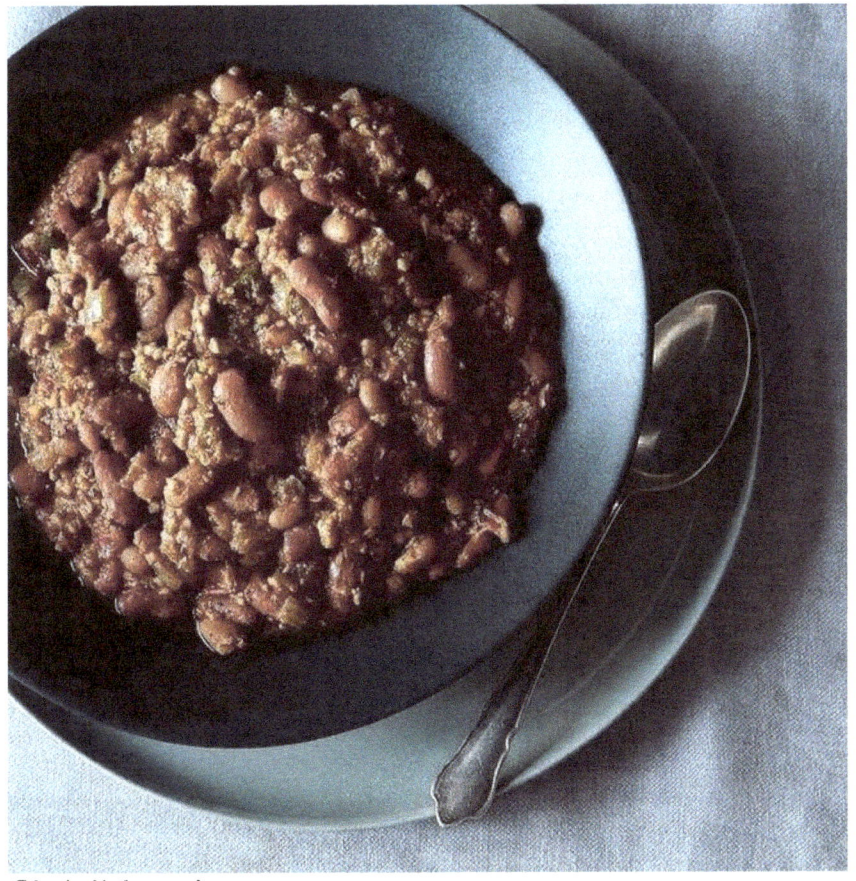

**Gir 4 til 6 porsjoner**

- 1 pund tempeh
- 1 ss olivenolje
- 1 middels gul løk, hakket
- 1 middels grønn paprika, hakket
- 2 fedd hvitløk, finhakket
- spiseskjeer chilipulver
- 1 ts tørket oregano
- 1 ts malt spisskummen

- (28 unse) kan knuste tomater
- $^1/_2$ kopper vann, pluss mer om nødvendig
- 1 $^1/2$ kopper kokte eller 1 (15,5 unse) boks pinto bønner, drenert og skylt
- 1 (4-unse) boks hakket mild grønn chili, drenert
- Salt og nykvernet sort pepper
- 2 ss hakket fersk koriander

I en middels gryte med kokende vann, kok tempeen i 30 minutter. Tøm og la avkjøles, finhakk og sett til side.

Varm opp oljen i en stor kjele. Tilsett løk, paprika og hvitløk, dekk til og stek til den er myk, ca 5 minutter. Tilsett tempeen og kok uten lokk til den er gylden, ca 5 minutter. Tilsett chilipulver, oregano og spisskummen. Rør inn tomater, vann, bønner og chili. Smak til med salt og sort pepper etter smak. Bland godt for å kombinere.

Kok opp, reduser deretter varmen til lav, dekk til og la det småkoke i 45 minutter, rør av og til, tilsett litt mer vann om nødvendig.

Dryss over koriander og server umiddelbart.

## 11. Tempeh Cacciatore

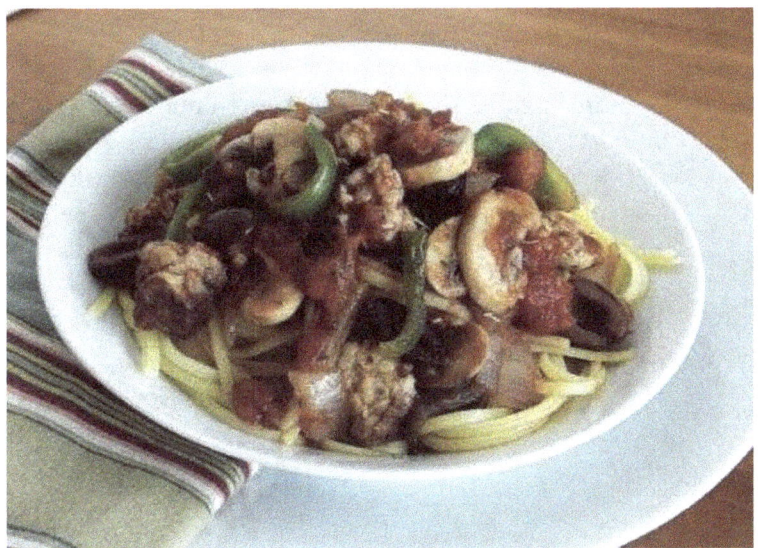

**Gir 4 til 6 porsjoner**

- 1 pund tempeh, kuttet i tynne skiver
- 2 ss raps- eller druekjerneolje
- 1 middels rødløk, kuttet i $1/2$-tommers terninger
- middels rød paprika, kuttet i $1/2$-tommers terninger
- mellomstore gulrøtter, kuttet i $1/4$-tommers skiver
- 2 fedd hvitløk, finhakket
- 1 (28 unse) boks tomater i terninger, drenert
- 1/4 kopper tørt hvitvin
- 1 ts tørket oregano
- 1 ts tørket basilikum
- Salt og nykvernet sort pepper

I en middels gryte med kokende vann, kok tempeen i 30 minutter. Tørk av og tørk.

I en stor panne, varm 1 ss olje over middels varme. Tilsett tempeen og stek til den er brun på begge sider, totalt 8 til 10 minutter. Ta ut av pannen og sett til side.

I samme panne, varm opp den resterende 1 ss olje over middels varme. Tilsett løk, paprika, gulrot og hvitløk. Dekk til og kok til den er myk, ca 5 minutter. Tilsett tomater, vin, oregano, basilikum og salt og sort pepper etter smak og kok opp. Reduser varmen til lav, tilsett den reserverte tempen og la det småkoke uten lokk til grønnsakene er myke og smakene er godt kombinert, ca. 30 minutter. Server umiddelbart.

## 12. Indonesisk tempeh i kokosnøttsaus

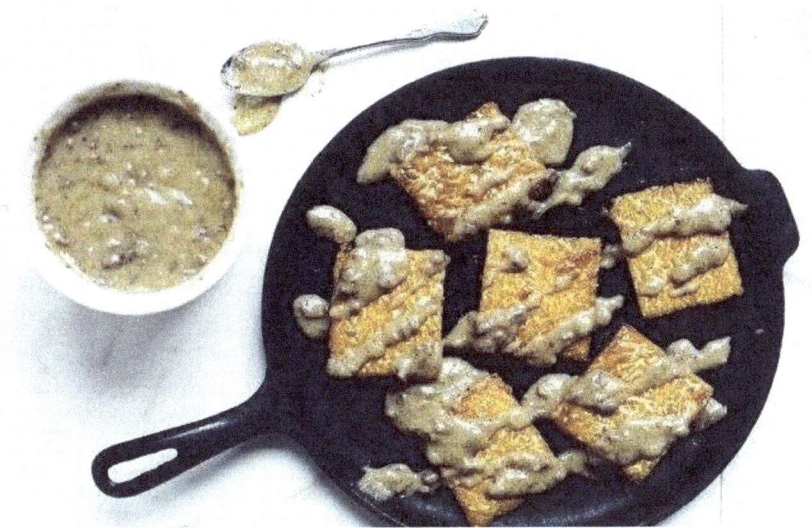

**Gir 4 til 6 porsjoner**

- 1 pund tempeh, kuttet i $1/4$-tommers skiver
- 2 ss raps- eller druekjerneolje
- 1 middels gul løk, hakket
- 3 fedd hvitløk, finhakket
- 1 middels rød paprika, hakket
- 1 middels grønn paprika, hakket
- 1 eller 2 små Serrano eller andre ferske varme chilier, frøet og hakket
- 1 (14,5 unse) boks tomater i terninger, drenert
- 1 (13,5 unse) boks usøtet kokosmelk
- Salt og nykvernet sort pepper
- $1/2$ kopper usaltede ristede peanøtter, malt eller knust, til pynt
- 2 ss hakket fersk koriander, til pynt

I en middels gryte med kokende vann, kok tempeen i 30 minutter. Tørk av og tørk.

I en stor panne, varm 1 ss olje over middels varme. Tilsett tempeen og stek til den er gyldenbrun på begge sider, ca 10 minutter. Ta ut av pannen og sett til side.

I samme panne, varm opp den resterende 1 ss olje over middels varme. Tilsett løk, hvitløk, rød og grønn paprika og chili. Dekk til og kok til den er myk, ca 5 minutter. Rør inn tomater og kokosmelk. Reduser varmen til lav, tilsett reservert tempe, smak til med salt og pepper og la det småkoke uten lokk til sausen er litt redusert, ca. 30 minutter. Dryss over peanøtter og koriander og server umiddelbart.

## 13. Tempeh for ingefær-peanøtt

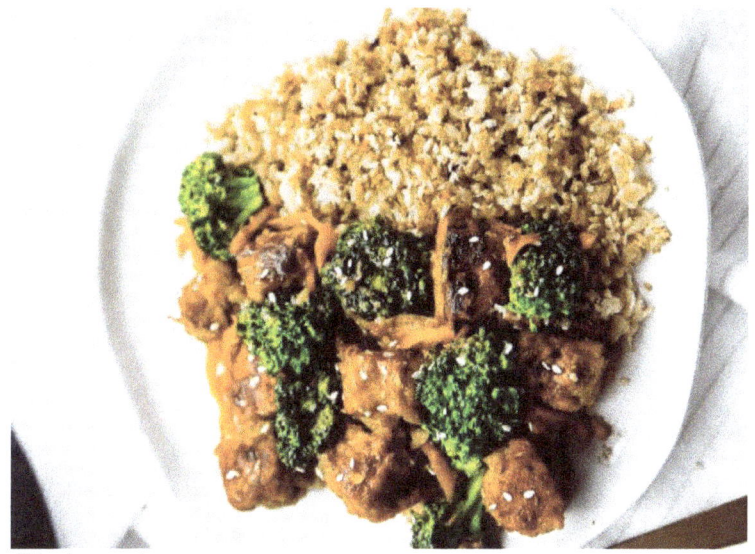

### Gir 4 porsjoner

- 1 pund tempeh, kuttet i $1/2$-tommers terninger
- 2 ss raps- eller druekjerneolje
- middels rød paprika, kuttet i $1/2$-tommers terninger
- 3 fedd hvitløk, finhakket
- liten haug med grønn løk, hakket
- 2 ss revet fersk ingefær
- 2 ss soyasaus
- 1 ss sukker
- $1/4$ ts knust rød pepper
- 1 ss maisstivelse
- 1 kopp vann
- 1 kopp knuste usaltede ristede peanøtter
- 2 ss hakket fersk koriander

I en middels gryte med kokende vann, kok tempeen i 30 minutter. Tørk av og tørk. Varm oljen over middels varme i en stor stekepanne eller wok. Tilsett tempeen og kok til den er lett brun, ca 8 minutter. Tilsett paprikaen og stek til den er myk, ca 5 minutter. Tilsett hvitløk, grønn løk og ingefær og stek til dufter, 1 minutt.

I en liten bolle kombinerer du soyasaus, sukker, knust rød pepper, maisstivelse og vann. Bland godt og hell deretter i pannen. Kok under omrøring i 5 minutter til den er litt tykkere. Rør inn peanøttene og koriander. Server umiddelbart.

## 14. Tempeh med poteter og kål

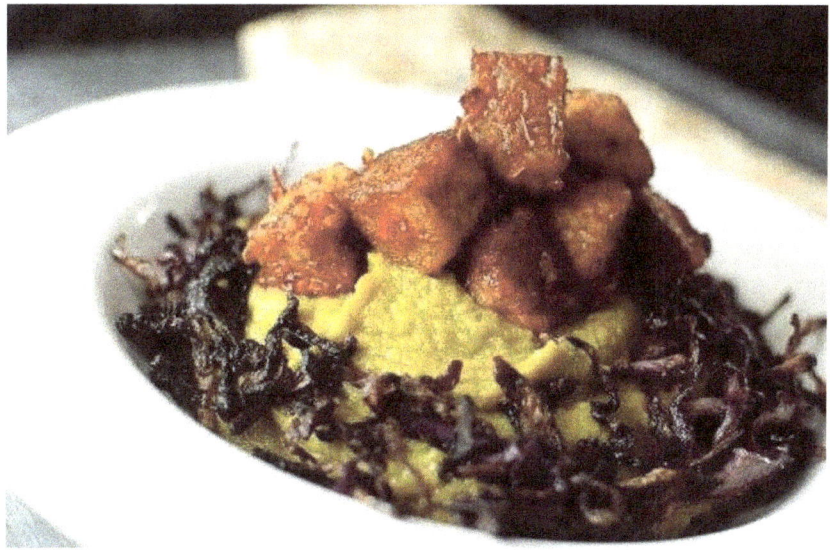

**Gir 4 porsjoner**

- 1 pund tempeh, kuttet i $^1/_2$-tommers terninger
- 2 ss raps- eller druekjerneolje
- 1 middels gul løk, hakket
- 1 middels gulrot, hakket
- 1 $^1/_2$ ss søt ungarsk paprika
- 2 mellomstore rødbrune poteter, skrelt og kuttet i $^1/_2$-tommers terninger
- 3 kopper strimlet kål
- 1 (14,5 unse) boks tomater i terninger, drenert
- ¼ kopper <sub>tørr</sub> hvitvin
- 1 kopp grønnsaksbuljong, hjemmelaget (se Lett grønnsaksbuljong) eller kjøpt Salt og nykvernet sort pepper
- $^1/_2$ kopp vegansk rømme, hjemmelaget (se Tofu-rømme) eller kjøpt i butikken (valgfritt)

I en middels gryte med kokende vann, kok tempeen i 30 minutter. Tørk av og tørk.

I en stor panne, varm 1 ss olje over middels varme. Tilsett tempeen og stek til den er gyldenbrun på begge sider, ca 10 minutter. Fjern tempeh og sett til side.

I samme panne, varm opp den resterende 1 ss olje over middels varme. Tilsett løk og gulrot, dekk til og stek til de er myke, ca 10 minutter. Rør inn paprika, poteter, kål, tomater, vin og buljong og kok opp. Smak til med salt og pepper etter smak

Reduser varmen til middels, tilsett tempeen og la det småkoke uten lokk i 30 minutter, eller til grønnsakene er møre og smakene er blandet. Visp inn rømme, hvis du bruker, og server umiddelbart.

## 15. Southern Succotash gryterett

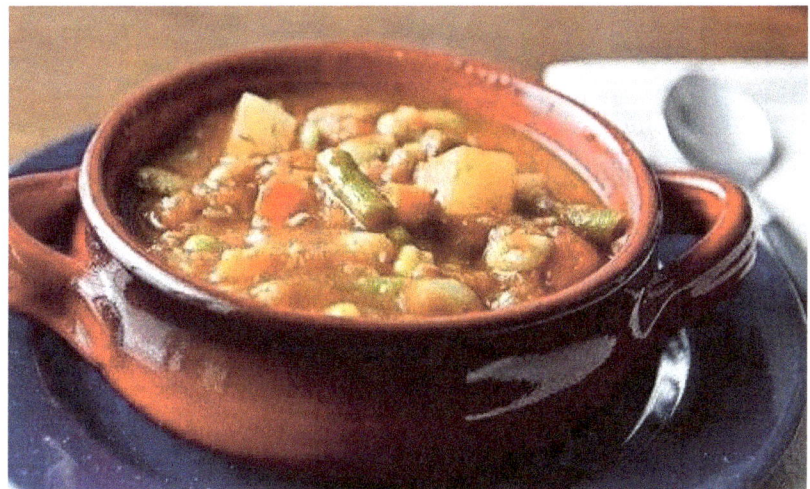

**Gir 4 porsjoner**

- 10 gram tempeh
- 2 ss olivenolje
- 1 stor søt gul løk, finhakket
- 2 mellomstore rødbrune poteter, skrelt og kuttet i $1/2$-tommers terninger
- 1 (14,5 unse) boks tomater i terninger, drenert
- 1 (16 unse) pakke frossen succotash
- 2 kopper grønnsaksbuljong, hjemmelaget (se Lett grønnsaksbuljong) eller kjøpt i butikken, eller vann
- 2 ss soyasaus
- 1 ts tørr sennep
- 1 ts sukker
- $1/2$ ts tørket timian
- $1/2$ ts malt allehånde
- $1/4$ ts malt cayennepeper
- Salt og nykvernet sort pepper

I en middels gryte med kokende vann, kok tempeen i 30 minutter. Tøm, tørk og skjær i 1-tommers terninger.

I en stor panne, varm 1 ss olje over middels varme. Tilsett tempeen og stek til den er brun på begge sider, ca 10 minutter. Sette til side.

I en stor kjele, varm opp den resterende 1 ss olje over middels varme. Tilsett løken og stek til den er myk, 5 minutter. Tilsett poteter, gulrøtter, tomater, succotash, buljong, soyasaus, sennep, sukker, timian, allehånde og cayenne. Smak til med salt og pepper etter smak. Kok opp, reduser deretter varmen til lav og tilsett tempeen. La småkoke, dekket, til grønnsakene er møre, rør av og til, ca 45 minutter.

Ca 10 minutter før lapskausen er ferdig stekt, rør inn flytende røyk. Smak til, juster krydder om nødvendig

Server umiddelbart.

## 16. Bakt Jambalaya-gryte

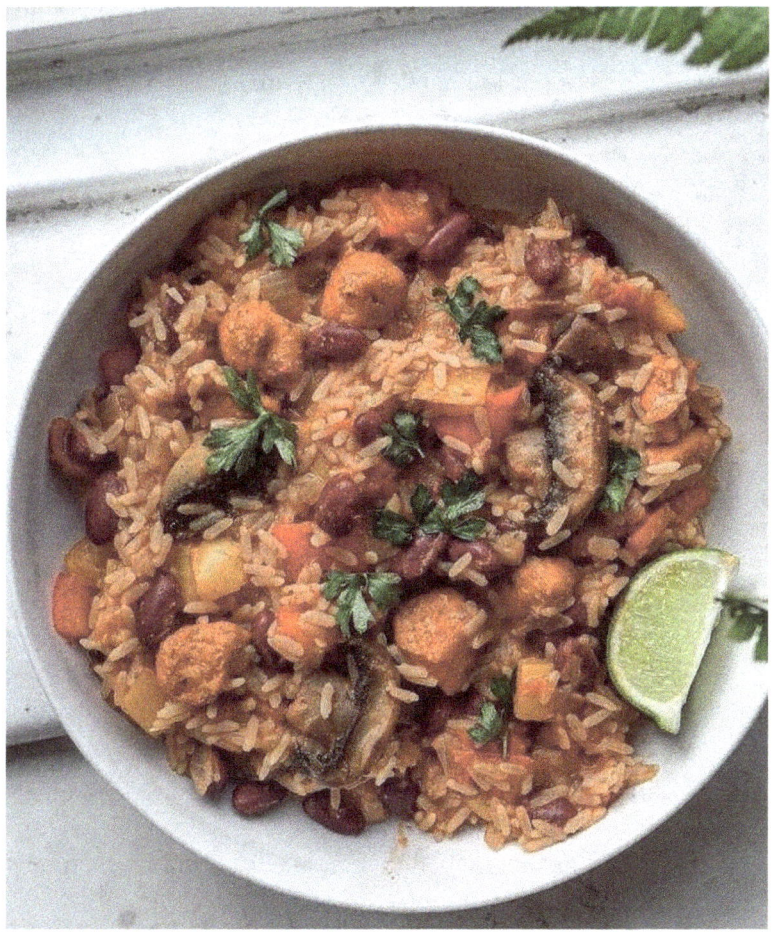

**Gir 4 porsjoner**

- 10 gram tempeh
- 2 ss olivenolje
- 1 middels gul løk, hakket
- 1 middels grønn paprika, hakket
- 2 fedd hvitløk, finhakket
- 1 (28 unse) boks tomater i terninger, udrenerte

- ½ kopper hvit ris
- 1 ½ kopper grønnsaksbuljong, hjemmelaget (se Lett grønnsaksbuljong) eller kjøpt i butikken, eller vann
- 1 ½ kopper kokte eller ₁ (15,5 unse) boks mørkerøde kidneybønner, drenert og skylt
- 1 ss hakket fersk persille
- 1 ½ ts Cajun-krydder
- 1 ts tørket timian
- ½ ts salt
- ¼ ts nykvernet sort pepper

I en middels gryte med kokende vann, kok tempeen i 30 minutter. Tørk av og tørk. Skjær i ½-tommers terninger. Forvarm ovnen til 350°F.

I en stor panne, varm 1 ss olje over middels varme. Tilsett tempeen og stek til den er brun på begge sider, ca. 8 minutter. Overfør tempeen til en 9 x 13-tommers ildfast form og sett til side.

I samme panne, varm opp den resterende 1 ss olje over middels varme. Tilsett løk, paprika og hvitløk. Dekk til og kok til grønnsakene er myke, ca 7 minutter.

Tilsett grønnsaksblandingen i bakebollen med tempeen. Rør inn tomatene med væsken, ris, buljong, kidneybønner, persille, Cajun-krydder, timian, salt og sort pepper. Bland godt, dekk deretter godt og stek til risen er mør, ca 1 time. Server umiddelbart.

## 17. Tempeh og søtpotetpai

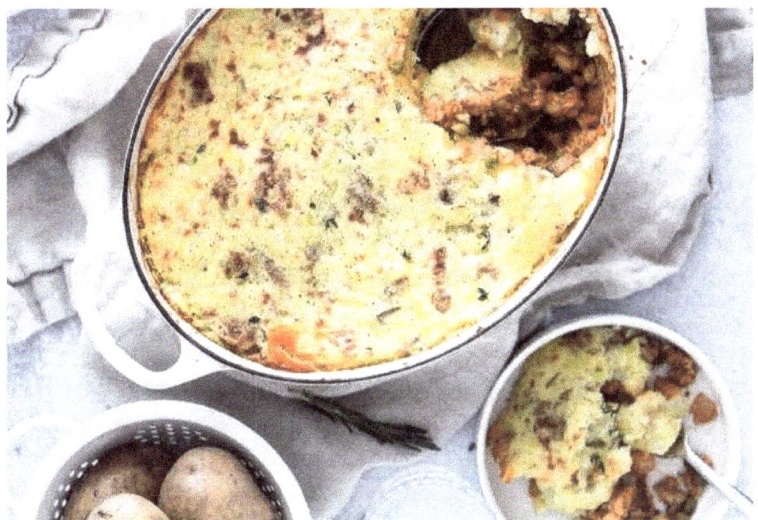

**Gir 4 porsjoner**

- 8 gram tempeh
- 3 mellomstore søtpoteter, skrelt og kuttet i $^1/_2$-tommers terninger
- 2 ss vegansk margarin
- ¼ kopper vanlig usøtet soyamelk
- Salt og nykvernet sort pepper
- 2 ss olivenolje
- 1 middels gul løk, finhakket
- 2 mellomstore gulrøtter, hakket
- 1 kopp frosne erter, tint
- 1 kopp frosne maiskjerner, tint
- 1 $^1/_2$ kopper soppsaus
- $^1/_2$ ts tørket timian

I en middels gryte med kokende vann, kok tempeen i 30 minutter. Tørk av og tørk. Finhakk tempeen og sett den til side.

Damp søtpotetene til de er møre, ca 20 minutter. Forvarm ovnen til 350°F. Mos søtpotetene med margarin, soyamelk og salt og pepper etter smak. Sette til side.

I en stor panne, varm 1 ss olje over middels varme. Tilsett løk og gulrøtter, dekk til og stek til de er myke, ca 10 minutter. Overfør til en 10-tommers stekepanne.

I samme panne, varm opp den resterende 1 ss olje over middels varme. Tilsett tempeen og stek til den er brun på begge sider, 8 til 10 minutter. Tilsett tempeen i stekepannen med løk og gulrøtter. Rør inn erter, mais og soppsaus. Tilsett timian og salt og pepper etter smak. Rør for å kombinere.

Fordel søtpotetmosen på toppen, bruk en slikkepott for å fordele jevnt til kantene av pannen. Stek til potetene er lett brune og fyllet er varmt, ca 40 minutter. Server umiddelbart.

## 18. Aubergine og Tempeh-fylt pasta

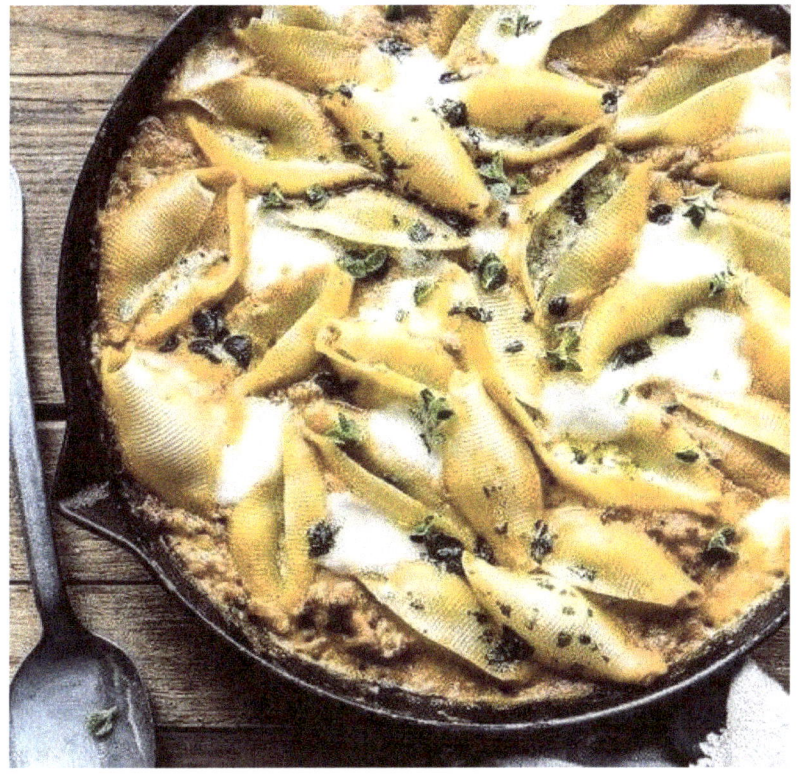

**Gir 4 porsjoner**

- 8 gram tempeh
- 1 middels aubergine
- 12 store pastaskall
- 1 hvitløksfedd, most
- $1/4$ ts malt cayennepeper
- Salt og nykvernet sort pepper
- Tørk ukrydret brødsmuler

- 3 kopper marinarasaus, hjemmelaget (se Marinarasaus ) eller kjøpt i butikken

I en middels gryte med kokende vann, kok tempeen i 30 minutter. Hell av og sett til avkjøling.

Forvarm ovnen til 450°F. Stikk hull i auberginen med en gaffel og stek på en lett oljet bakeplate til den er myk, ca 45 minutter.

Mens aubergine steker koker du pastaskjellene i en gryte med kokende saltet vann, rør av og til, til de er al dente, ca. 7 minutter. Tøm og kjør under kaldt vann. Sette til side.

Ta auberginen ut av ovnen, halver på langs og tøm av eventuell væske. Reduser ovnstemperaturen til 350 °F. Olje lett en 9 x 13-tommers stekepanne. I en kjøkkenmaskin, bearbeid hvitløken til den er finmalt. Tilsett tempeen og puls til den er grovmalt. Skrap auberginemassen fra skallet og legg i foodprosessoren med tempeh og hvitløk. Tilsett cayenne, smak til med salt og pepper, og kjør sammen. Hvis fyllet er løst, tilsett litt brødsmuler.

Fordel et lag av tomatsausen på bunnen av den tilberedte bakebollen. Fyll fyllet i skjellene til det er godt pakket.

Ordne skjell på toppen av sausen og hell resten av sausen over og rundt skjell. Dekk til med folie og stek til det er varmt, ca 30 minutter. Avdekke, dryss med parmesan og stek i 10 minutter lenger. Server umiddelbart.

## 19. Singapore Nudler med Tempeh

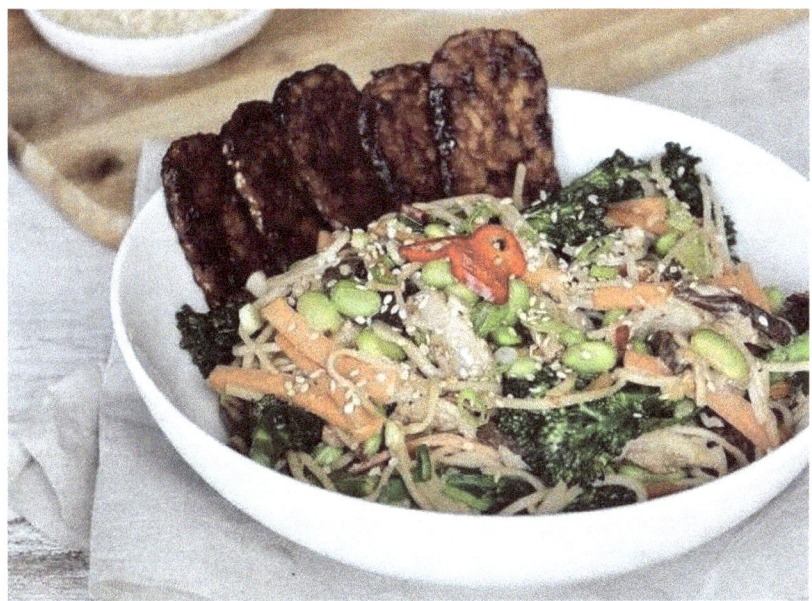

**Gir 4 porsjoner**

- 8 gram tempeh, kuttet i $1/2$-tommers terninger
- 8 gram ris vermicelli
- 1 ss ristet sesamolje
- 2 ss raps- eller druekjerneolje
- 4 ss soyasaus
- $1/3$ kopper kremet peanøttsmør
- ½ kopper usøtet kokosmelk
- ½ kopper vann _
- 1 ss fersk sitronsaft
- 1 ts lys brunt sukker
- $1/2$ ts malt cayennepeper
- 1 middels rød paprika, hakket

- 3 kopper strimlet kål
- 3 fedd hvitløk
- 1 kopp hakket grønn løk
- 2 ts revet fersk ingefær
- 1 kopp frosne erter, tint
- Salt
- $1/4$ kopp hakkede usaltede ristede peanøtter, til pynt
- 2 ss hakket fersk koriander, til pynt

I en middels gryte med kokende vann, kok tempeen i 30 minutter. Tørk av og tørk. Bløtlegg risvermicelli i en stor bolle med varmt vann til den er myk, ca. 5 minutter. Tøm godt, skyll og overfør til en stor bolle. Bland med sesamolje og sett til side.

I en stor stekepanne, varm 1 ss rapsolje over middels høy varme. Tilsett kokt tempeh og stek til den er brun på alle sider, tilsett 1 ss soyasaus for å legge til farge og smak. Fjern tempeen fra gryten og sett til side.

I en blender eller foodprosessor kombinerer du peanøttsmør, kokosmelk, vann, sitronsaft, sukker, cayenne og de resterende 3 ss soyasaus. Bearbeid til glatt og sett til side.

I en stor panne, varm opp den resterende 1 ss rapsolje over middels høy varme. Tilsett paprika, kål, hvitløk, grønn løk og ingefær og kok, rør av og til til den er myk, ca. 10 minutter. Reduser varmen til lav; rør inn ertene, den brunede tempen og de myke nudlene. Rør inn sausen, tilsett salt etter smak og la det småkoke til det er varmt.

Ha over i en stor serveringsbolle, pynt med hakkede peanøtter og koriander, og server.

## 20. Tempeh Bacon

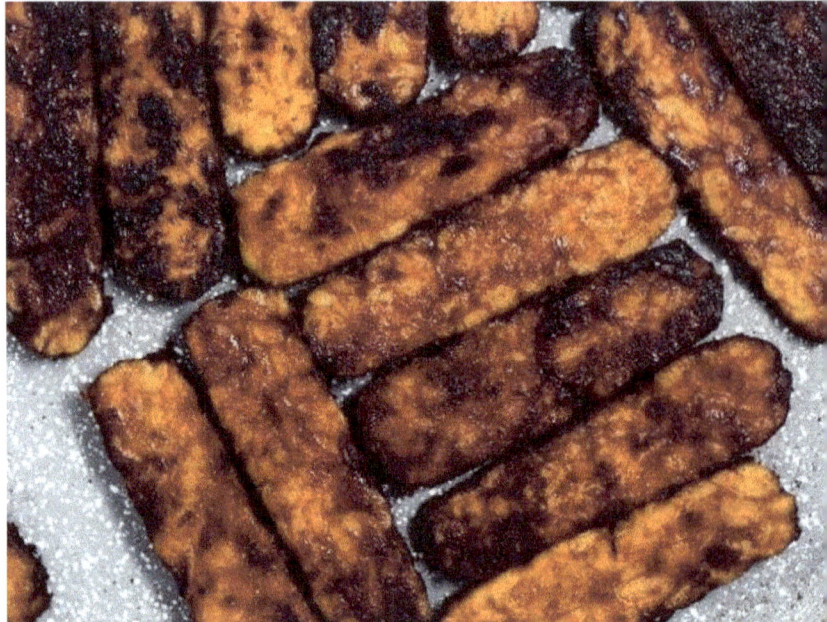

**Gir 4 porsjoner**

6 gram tempeh
2 ss raps- eller druekjerneolje
2 ss soyasaus
$^1/_2$ ts flytende røyk

I en middels gryte med kokende vann, kok tempeen i 30 minutter. Sett til side til avkjøling, tørk deretter og skjær den i $^1/_8$-tommers strimler.

Varm oljen over middels varme i en stor panne. Tilsett tempeh-skivene og stek på begge sider til de er brune, ca 3 minutter per side. Drypp med soyasaus og flytende røyk, pass på så du ikke spruter. Snu tempeen til belegg. Serveres varm.

## 21. Spaghetti og T-baller

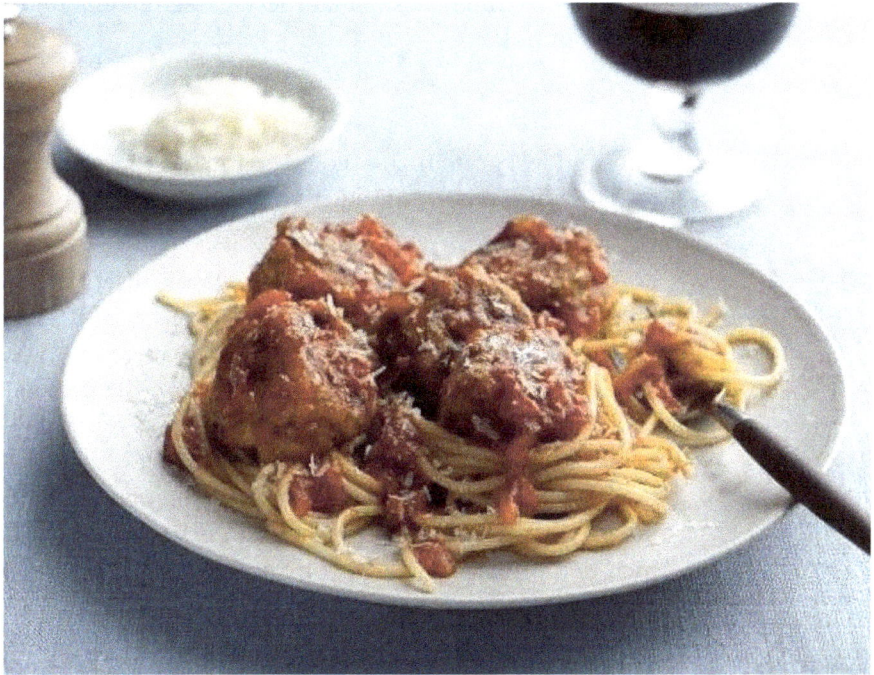

**Gir 4 porsjoner**

- 1 pund tempeh
- 2 eller 3 fedd hvitløk, finhakket
- 3 ss finhakket fersk persille
- 3 ss soyasaus
- 1 ss olivenolje, pluss mer til matlaging
- ¾ kopp ferske brødsmuler
- $1/3$ kopper hveteglutenmel (vitalt hvetegluten)
- 3 ss næringsgjær
- $1/2$ ts tørket oregano
- ½ ts salt _
- $1/4$ ts nykvernet sort pepper

- 1 pund spaghetti
- 3 kopper marinara saus, hjemmelaget (se til venstre) eller kjøpt i butikken

I en middels gryte med kokende vann, kok tempeen i 30 minutter. Tøm godt og skjær i biter.

Ha den kokte tempen i en foodprosessor, tilsett hvitløk og persille og kjør til den er grovmalt. Tilsett soyasaus, olivenolje, brødsmuler, glutenmel, gjær, oregano, salt og sort pepper, og puls for å kombinere, og etterlater litt tekstur. Skrap tempeh-blandingen i en bolle og bruk hendene til å elte blandingen til den er godt blandet, 1 til 2 minutter. Bruk hendene til å rulle blandingen til små kuler, ikke større enn $1\ ^1/_2$ tommer i diameter. Gjenta med den resterende tempeh-blandingen.

Varm opp et tynt lag olje på middels varme i en lett oljet stor panne. Tilsett T-ballene, i porsjoner om nødvendig, og kok til de er brune, flytt dem i pannen etter behov for jevn bruning, 15 til 20 minutter. Alternativt kan du plassere T-kulene på en oljet bakeplate og steke ved 350°F i 25 til 30 minutter, snu en gang omtrent halvveis.

I en stor kjele med kokende saltet vann, kok spaghetti over middels høy varme, rør av og til, til den er al dente, ca. 10 minutter.

Mens spaghettien koker, varm opp marinarasausen i en middels kjele på middels varme til den er varm.

Når pastaen er kokt, renn godt av og fordel den på 4 middagstallerkener eller grunne pastaboller. Topp hver porsjon med noen få av T-kulene. Hell sausen over T-ballene og spaghetti og server varm. Kombiner eventuelle gjenværende T-baller og saus i en serveringsbolle og server.

## 22. Paglia E Fieno med erter

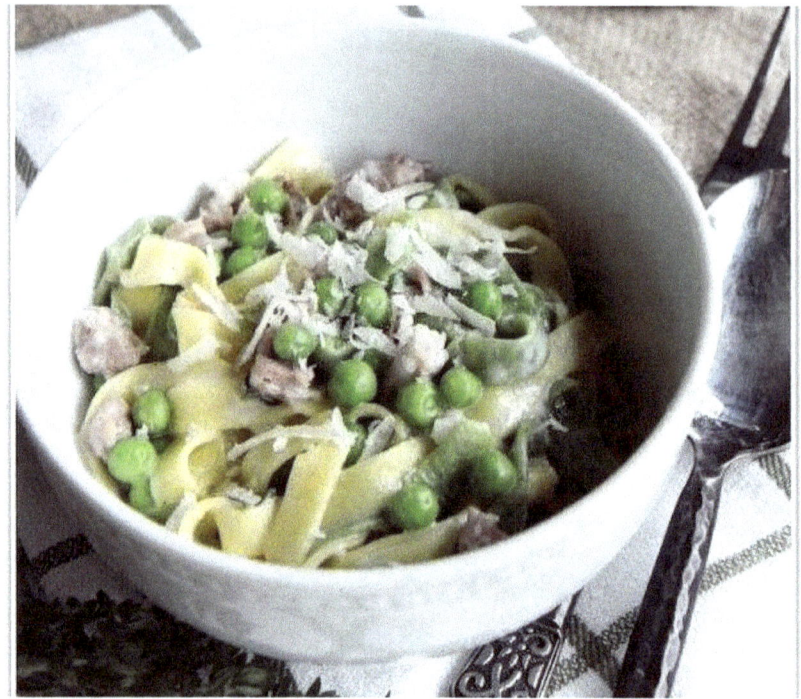

**Gir 4 porsjoner**

- $1/3$ kopper pluss 1 ss olivenolje
- 2 mellomstore sjalottløk, finhakket
- $1/4$ kopp hakket tempeh bacon, hjemmelaget (se Tempeh Bacon ) eller kjøpt i butikken (valgfritt)
- Salt og nykvernet sort pepper
- 8 gram vanlig eller hel hvete linguine
- 8 gram spinat linguine
- Vegansk parmesan eller parmasio

I en stor panne, varm opp 1 ss olje over middels varme. Tilsett sjalottløken og kok til den er mør, ca 5 minutter. Tilsett tempeh-baconet, hvis du bruker det, og stek til det er pent brunet. Rør inn soppen og kok til den er myk, ca 5 minutter. Smak til med salt og pepper etter smak. Rør inn ertene og den resterende 1/3 $^{kopp}$ olje. Dekk til og hold varm over svært lav varme.

I en stor kjele med kokende saltet vann, kok linguinen over middels høy varme, rør av og til, til den er al dente, ca. 10 minutter. Hell godt av og ha over i en stor serveringsbolle.

Tilsett sausen, smak til med salt og pepper og strø over parmesan. Rør forsiktig for å kombinere og server umiddelbart.

# SEITAN

## 23. Grunnkokt Seitan

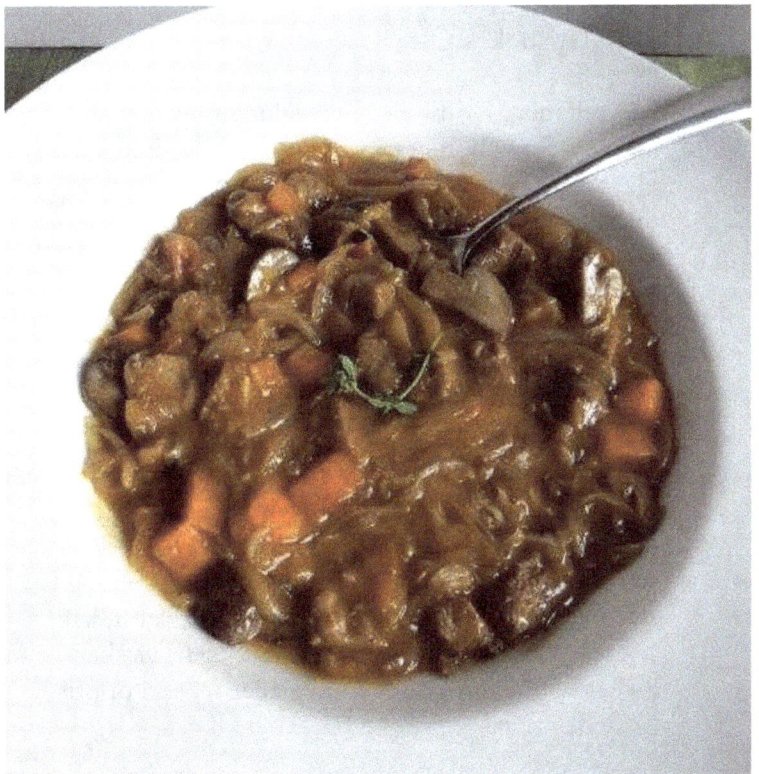

**Gjør ca 2 pund**

**Seitan**

- 1¾ kopper hveteglutenmel (vitalt hvetegluten)
- ½ ts salt _
- ½ ts løkpulver
- ¼ ts søt paprika
- 1 ss olivenolje
- 2 ss soyasaus
- 1 ²/₃ kopper kaldt vann

**Småkokende væske:**

- 2 liter vann
- $1/2$ kopper soyasaus
- 2 fedd hvitløk, knust

Lag seitanen: Kombiner hveteglutenmel, næringsgjær, salt, løkpulver og paprika i en foodprosessor. Puls for å blande. Tilsett olje, soyasaus og vann og bearbeid i et minutt til en deig. Vend blandingen ut på en lett melet arbeidsflate og elt til den er jevn og elastisk, ca. 2 minutter.

Lag den kokende væsken: Bland vann, soyasaus og hvitløk i en stor kjele.

Del seitan-deigen i 4 like store biter og ha i den kokende væsken. Kok opp over middels høy varme, reduser deretter varmen til middels lav, dekk til og la det småkoke, snu av og til, i 1 time. Slå av varmen og la seitanen avkjøles i væsken. Når den er avkjølt, kan seitanen brukes i oppskrifter eller kjøles i væsken i en tett lukket beholder i opptil en uke eller fryses i opptil 3 måneder.

## 24. Fylt bakt Seitan-stek

**Gir 6 porsjoner**

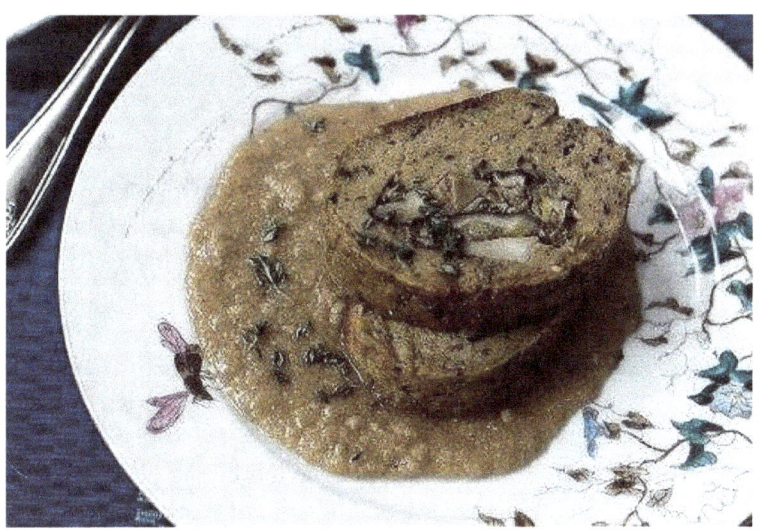

- 1 oppskrift Grunnkokt Seitan , ukokt
- 1 ss olivenolje
- 1 liten gul løk, finhakket
- 1 selleriribbe, finhakket
- $1/2$ ts tørket timian
- $1/2$ ts tørket salvie
- $1/2$ kopper vann, eller mer om nødvendig
- Salt og nykvernet sort pepper
- 2 kopper ferske brødterninger
- $1/4$ kopper hakket fersk persille

Plasser den rå seitanen på en lett melet arbeidsflate og strekk den ut med lett melede hender til den er flat og omtrent $1/2$ tomme tykk. Legg den flate seitanen mellom to ark med plastfolie eller pergamentpapir. Bruk en kjevle for å flate den ut så mye du kan (den vil være elastisk og motstandsdyktig). Topp med en bakeplate tynget med en liter vann eller hermetikk og la den hvile mens du lager farsen.

Varm oljen over middels varme i en stor panne. Tilsett løk og selleri. Dekk til og kok til den er myk, 10 minutter. Rør inn timian, salvie, vann og salt og pepper etter smak. Fjern fra varmen og sett til side. Ha brødet og persillen i en stor miksebolle. Tilsett løkblandingen og bland godt, tilsett litt mer vann hvis farsen er for tørr. Smak til, juster krydder om nødvendig. hvis nødvendig. Sette til side.

Forvarm ovnen til 350°F. Olje lett en 9 x 13-tommers stekepanne og sett til side. Kjevle ut den flate seitanen med en kjevle til den er omtrent $1/4$ tomme tykk. Fordel fyllet over overflaten av seitan og rull den forsiktig og jevnt sammen. Legg stekesømmen ned i den tilberedte stekepannen. Gni litt olje på toppen og sidene av steken og stek, dekket i 45 minutter, avdekk deretter og stek til den er fast og blank brun, ca 15 minutter lenger.

Ta ut av ovnen og sett til side i 10 minutter før du skjærer i skiver. Bruk en tagget kniv til å skjære den i $1/2$-tommers skiver. Merk: For enklest oppskjæring, lag steken foran og avkjøl helt før du skjærer den i skiver. Skjær hele eller deler av steken og varm den deretter i ovnen, godt dekket, i 15 til 20 minutter før servering.

## 25. Seitan grytestek

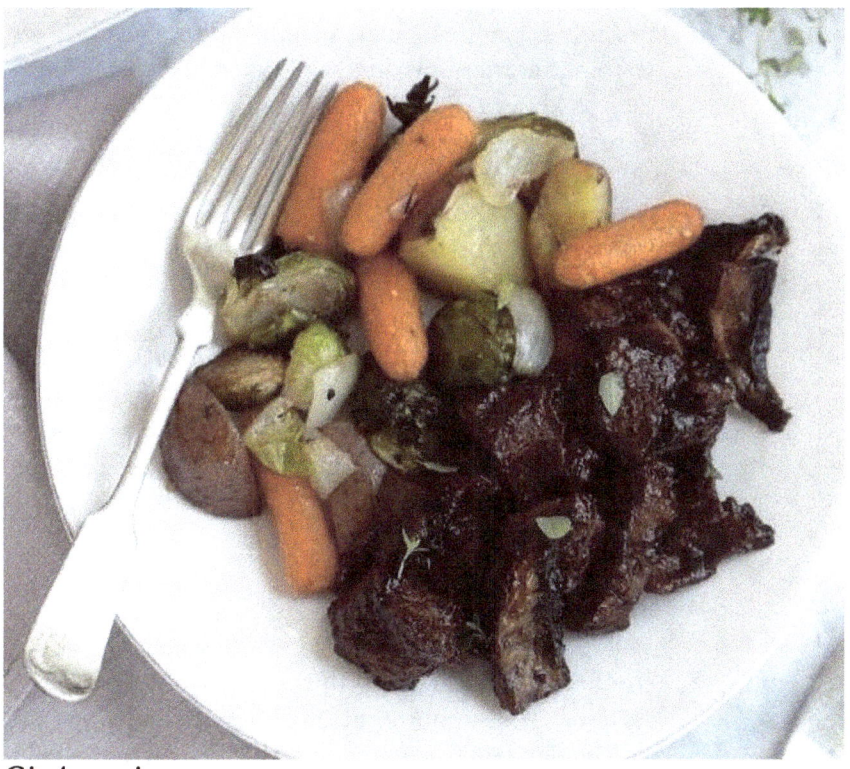

**Gir 4 porsjoner**

- 1 oppskrift Grunnkokt Seitan
- 2 ss olivenolje
- 3 til 4 mellomstore sjalottløk, halvert på langs
- 1 pund Yukon Gold-poteter, skrelt og kuttet i 2 tommers biter
- $1/2$ ts tørket velsmakende
- $1/4$ ts malt salvie
- Salt og nykvernet sort pepper
- Pepperrot, til servering

Følg instruksjonene for å lage Basic Simmered Seitan, men del seitan-deigen i 2 stykker i stedet for 4 før den småkoker. Etter at seitanen har avkjølt seg i buljongen i 30 minutter, fjern den fra kasserollen og sett til side. Ta vare på kokevæsken, og kast eventuelle faste stoffer. Reserver 1 stykke seitan (ca. 1 pund) for fremtidig bruk ved å legge den i en bolle og dekke den med litt av den reserverte kokevæsken. Dekk til og avkjøl til nødvendig. Hvis den ikke brukes innen 3 dager, avkjøl seitanen helt, pakk den godt inn og frys den.

I en stor kjele, varm 1 ss olje over middels varme. Tilsett sjalottløk og gulrøtter. Dekk til og kok i 5 minutter. Tilsett poteter, timian, salt, salvie og salt og pepper etter smak. Tilsett 1 $^1/_2$ kopper reservert kokevæske og kok opp. Reduser varmen til lav og kok under lokk i 20 minutter.

Gni den reserverte seitanen med den resterende 1 ss olje og paprikaen. Legg seitanen oppå de kokende grønnsakene. Dekk til og fortsett å koke til grønnsakene er møre, ca 20 minutter til. Skjær seitanen i tynne skiver og legg den på et stort serveringsfat omgitt av de kokte grønnsakene. Server umiddelbart, med pepperrot ved siden av.

## 26. Nesten én-retts Thanksgiving-middag

**Gir 6 porsjoner**

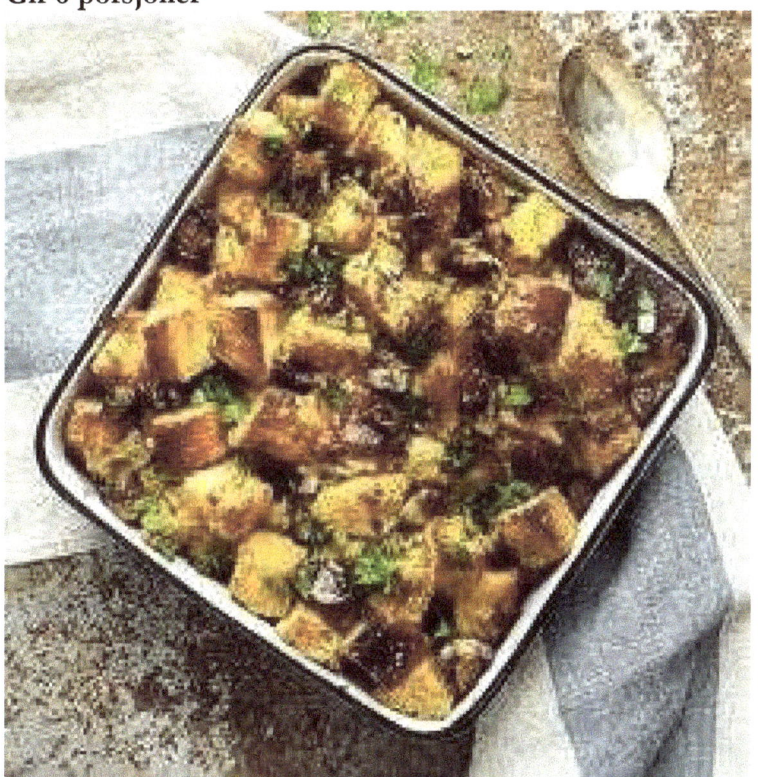

- 2 ss olivenolje
- 1 kopp finhakket løk
- 2 selleriribbe, finhakket
- 2 kopper oppskåret hvit sopp
- $1/2$ ts tørket timian
- $1/2$ ts tørket velsmakende
- $1/2$ ts malt salvie
- Klyp malt muskatnøtt
- Salt og nykvernet sort pepper
- 2 kopper ferske brødterninger

- 2 $1/2$ kopper grønnsaksbuljong, hjemmelaget (se Lett grønnsaksbuljong) eller kjøpt i butikken
- $1/3$ kopper søtet tørkede tranebær
- 8 gram ekstra fast tofu, drenert og kuttet i $1/4$ tommers skiver
- 8 gram seitan, hjemmelaget eller butikkkjøpt, veldig tynne skiver
- 2 $1/2$ kopper grunnleggende potetmos
- 1 ark frossen butterdeig, tint

Forvarm ovnen til 400°F. Olje lett en 10-tommers firkantet bakebolle. Varm oljen over middels varme i en stor panne. Tilsett løk og selleri. Dekk til og kok til den er myk, ca 5 minutter. Rør inn sopp, timian, salt, salvie, muskat og salt og pepper etter smak. Kok uten lokk til soppen er mør, ca 3 minutter lenger. Sette til side.

I en stor bolle kombinerer du brødterningene med så mye av buljongen som trengs for å fukte (ca

1 $1/2$ $_{kopper}$). Tilsett den kokte grønnsaksblandingen, valnøtter og tranebær. Rør for å blande godt og sett til side.

Kok opp den resterende 1 kopp buljongen i samme panne, reduser varmen til middels, tilsett tofuen og la det småkoke uten lokk til buljongen er absorbert, ca. 10 minutter. Sette til side.

Fordel halvparten av den tilberedte fyllingen i bunnen av den tilberedte bakebollen, etterfulgt av halvparten av seitanen, halvparten av tofuen og halvparten av den brune sausen. Gjenta lagdeling med resten av fyllet, seitan, tofu og saus.

## 27. Seitan Milanese med Panko og sitron

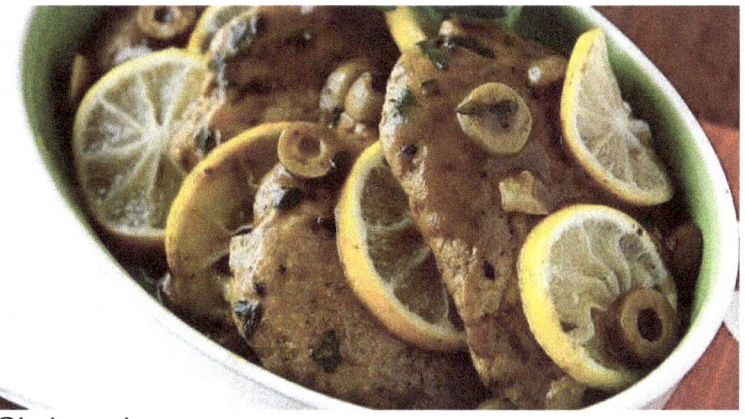

**Gir 4 porsjoner**

- 2 kopper panko
- $1/4$ kopper hakket fersk persille
- $1/2$ ts salt
- $1/4$ ts nykvernet sort pepper
- 1 pund seitan, hjemmelaget eller kjøpt i butikken, kuttet $1/4$ tommers skiver
- 2 ss olivenolje
- 1 sitron, kuttet i terninger

Forvarm ovnen til 250°F. Kombiner panko, persille, salt og pepper i en stor bolle. Fukt seitanen med litt vann og dregg den i pankoblandingen.

I en stor panne, varm oljen over middels høy varme. Tilsett seitan og kok, snu en gang, til den er gyldenbrun, arbeid i omganger om nødvendig. Ha den kokte seitanen over på en bakeplate og hold varm i ovnen mens du steker resten. Server umiddelbart, med sitronbåter.

## 28. Seitan med sesamskorpe

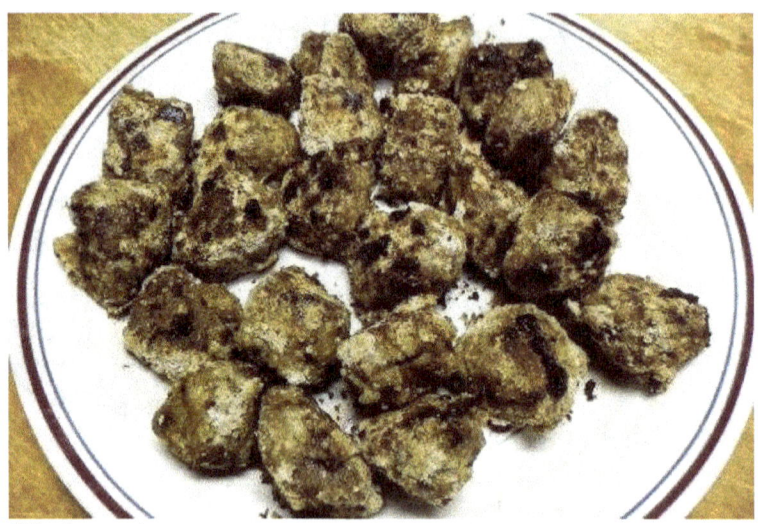

**Gir 4 porsjoner**

- $1/3$ kopper sesamfrø
- $1/3$ kopper universalmel
- $1/2$ ts salt
- $1/4$ ts nykvernet sort pepper
- $1/2$ kopper vanlig usøtet soyamelk
- 1 pund seitan, hjemmelaget eller kjøpt seitan, kuttet i $1/4$-tommers skiver
- 2 ss olivenolje

Plasser sesamfrøene i en tørr stekepanne på middels varme og rist til de er lys gylne, rør konstant, 3 til 4 minutter. Sett til side til avkjøling, og mal dem deretter i en kjøkkenmaskin eller krydderkvern.

Legg de malte sesamfrøene i en grunn bolle og tilsett mel, salt og pepper, og bland godt. Legg soyamelken i en grunn bolle. Dypp seitanen i soyamelken, og dre den deretter i sesamblandingen.

Varm oljen over middels varme i en stor panne. Tilsett seitan, i porsjoner om nødvendig, og stek til den er sprø og gyllenbrun på begge sider, ca. 10 minutter. Server umiddelbart.

## 29. Seitan med artisjokker og oliven

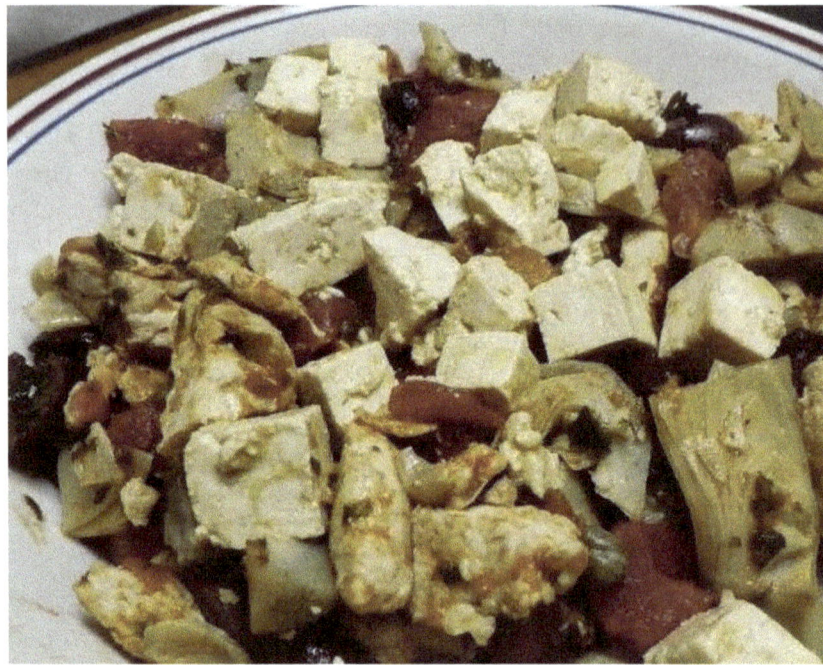

**Gir 4 porsjoner**

- 2 ss olivenolje
- 1 pund seitan, hjemmelaget eller kjøpt i butikken, kuttet i $1/4$-tommers skiver
- 2 fedd hvitløk, finhakket
- 1 (14,5 unse) boks tomater i terninger, drenert
- $1 1/2$ kopper hermetiske eller frosne (kokte) artisjokkhjerter, kuttet i $1/4$-tommers skiver
- 1 ss kapers
- 2 ss hakket fersk persille
- Salt og nykvernet sort pepper
- 1 kopp Tofu Feta (valgfritt)

Forvarm ovnen til 250°F. I en stor panne, varm 1 ss olje over middels høy varme. Tilsett seitan og brun på begge sider, ca 5 minutter. Ha seitanen over på et varmefast fat og hold den varm i ovnen.

I samme panne, varm opp den resterende 1 ss olje over middels varme. Tilsett hvitløken og stek til den dufter, ca 30 sekunder. Tilsett tomater, artisjokkhjerter, oliven, kapers og persille. Smak til med salt og pepper og kok til den er varm, ca 5 minutter. Sette til side.

Legg seitanen på et serveringsfat, topp med grønnsaksblandingen, og dryss over tofu feta, hvis du bruker. Server umiddelbart.

## 30. Seitan med ancho-chipotlesaus

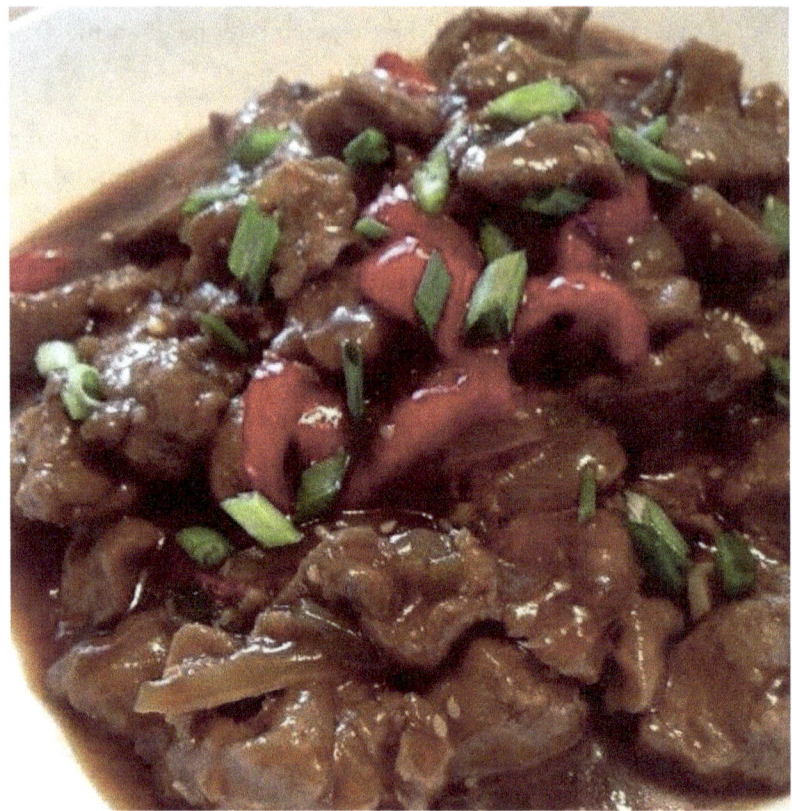

**Gir 4 porsjoner**

- 2 ss olivenolje
- 1 middels løk, hakket
- 2 mellomstore gulrøtter, hakket
- 2 fedd hvitløk, finhakket
- 1 (28 unse) boks knuste ildstekte tomater
- $1/2$ kopp grønnsaksbuljong, hjemmelaget (se Lett grønnsaksbuljong) eller kjøpt i butikken
- 2 tørkede ancho chili
- 1 tørket chipotle chili

- $1/2$ kopper gult maismel
- $1/2$ ts salt _
- $1/4$ ts nykvernet sort pepper
- 1 pund seitan, hjemmelaget eller kjøpt i butikken, kuttet i $1/4$-tommers skiver

I en stor kjele, varm 1 ss olje over middels varme. Tilsett løk og gulrøtter, dekk til og stek i 7 minutter. Tilsett hvitløken og stek i 1 minutt. Rør inn tomater, buljong og ancho og chipotle chili. La det småkoke uten lokk i 45 minutter, hell deretter sausen i en blender og kjør til den er jevn. Tilbake i kasserollen og hold varm på svært lav varme.

Kombiner maismelet med salt og pepper i en grunne bolle. Drys seitanen i maismelblandingen, belegg jevnt.

I en stor stekepanne, varm de 2 resterende ss olje over middels varme. Tilsett seitanen og stek til den er brun på begge sider, ca. 8 minutter totalt. Server umiddelbart med chilisausen.

## 31. Seitan Piccata

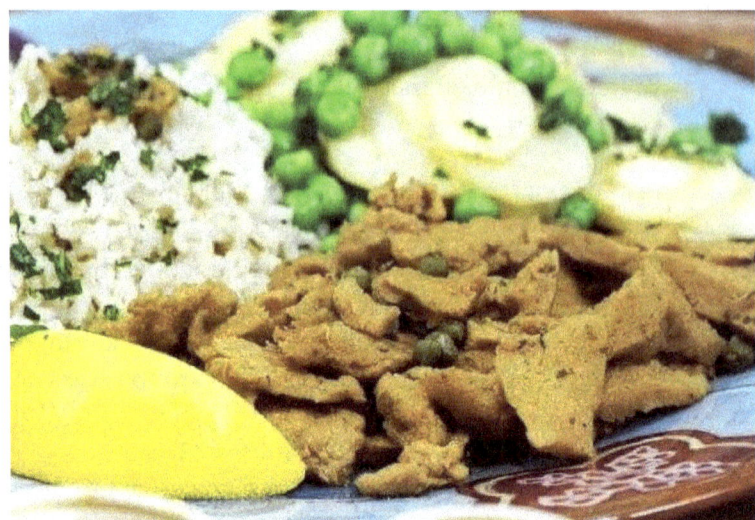

**Gir 4 porsjoner**

- 1 pund seitan, hjemmelaget eller kjøpt i butikken, skåret i $1/4$ tommers skiver Salt og nykvernet sort pepper
- $1/2$ kopper universalmel
- 2 ss olivenolje
- 1 middels sjalottløk, finhakket
- 2 fedd hvitløk, finhakket
- 2 ss kapers
- $1/3$ kopper hvitvin
- $1/3$ kopp grønnsaksbuljong, hjemmelaget (se Lett grønnsaksbuljong) eller kjøpt i butikken
- 2 ss fersk sitronsaft
- 2 ss vegansk margarin
- 2 ss finhakket fersk persille

Forvarm ovnen til 275°F. Krydre seitanen med salt og pepper etter smak og ha i melet.

I en stor panne, varm 2 ss olje over middels varme. Tilsett den mudrede seitanen og stek til den er lett brunet på begge sider, ca. 10 minutter. Ha seitanen over på et varmefast fat og hold den varm i ovnen.

I samme panne, varm opp den resterende 1 ss olje over middels varme. Tilsett sjalottløk og hvitløk, stek i 2 minutter, og rør deretter inn kapers, vin og buljong. La småkoke i et minutt eller to for å redusere litt, tilsett deretter sitronsaft, margarin og persille, rør til margarinen er blandet inn i sausen. Hell sausen over den brunede seitanen og server umiddelbart.

## 32. Tre-frø Seitan

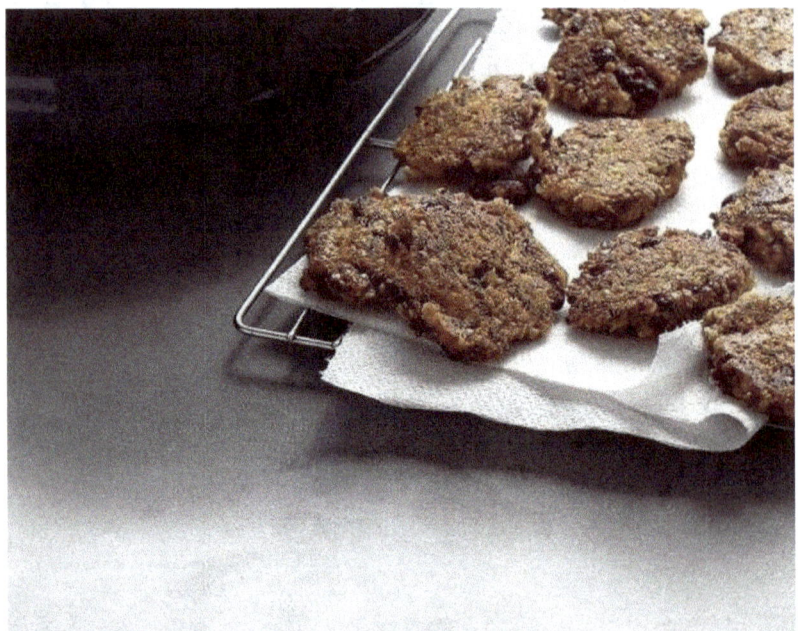

**Gir 4 porsjoner**

- $1/4$ kopper usaltede avskallede solsikkefrø
- $1/4$ kopper usaltede skallede gresskarfrø (pepitas)
- $1/4$ kopper sesamfrø _
- ¾ kopp universalmel
- 1 ts malt koriander
- 1 ts røkt paprika
- $1/2$ ts salt _
- $1/4$ ts nykvernet sort pepper
- 1 pund seitan, hjemmelaget eller kjøpt i butikken, kuttet i passe store biter
- 2 ss olivenolje

Kombiner solsikkekjernene, gresskarfrøene og sesamfrøene i en foodprosessor og mal til et pulver. Overfør til en grunn bolle, tilsett mel, koriander, paprika, salt og pepper, og rør for å kombinere.

Fukt seitanbitene med vann, og dregg deretter inn frøblandingen for å dekkes helt.

Varm oljen over middels varme i en stor panne. Tilsett seitanen og stek til den er lett brun og sprø på begge sider. Server umiddelbart.

## 33. Fajitas uten grenser

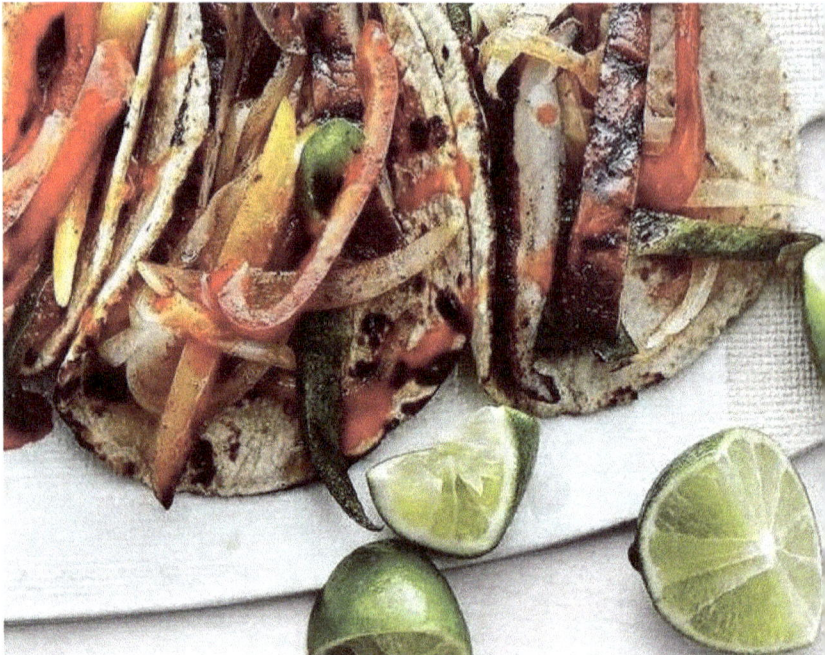

**Gir 4 porsjoner**

- 1 ss olivenolje
- 1 liten rødløk, hakket
- 10 gram seitan, hjemmelaget eller kjøpt i butikken, kuttet i $1/2$ tommers strimler
- $1/4$ kopper hermetisert varm eller mild hakket grønn chili
- Salt og nykvernet sort pepper
- (10-tommers) mykt mel tortillas
- 2 kopper tomatsalsa, hjemmelaget (se Fresh Tomato Salsa ) eller kjøpt i butikken

Varm oljen over middels varme i en stor panne. Tilsett løken, dekk til og stek til den er myk, ca 7 minutter. Tilsett seitanen og kok uten lokk i 5 minutter.

Tilsett søtpoteter, chili, oregano og salt og pepper etter smak, rør for å blande godt. Fortsett å koke til blandingen er varm og smakene er godt kombinert, rør av og til, ca. 7 minutter.

Varm tortillaene i en tørr panne. Legg hver tortilla i en grunn bolle. Hell seitan- og søtpotetblandingen inn i tortillaene, og topp hver med omtrent $1/3$ kopp salsa. Dryss hver bolle med 1 ss oliven, hvis du bruker. Server umiddelbart, med eventuell gjenværende salsa servert ved siden av.

## 34. Seitan med Green Apple Relish

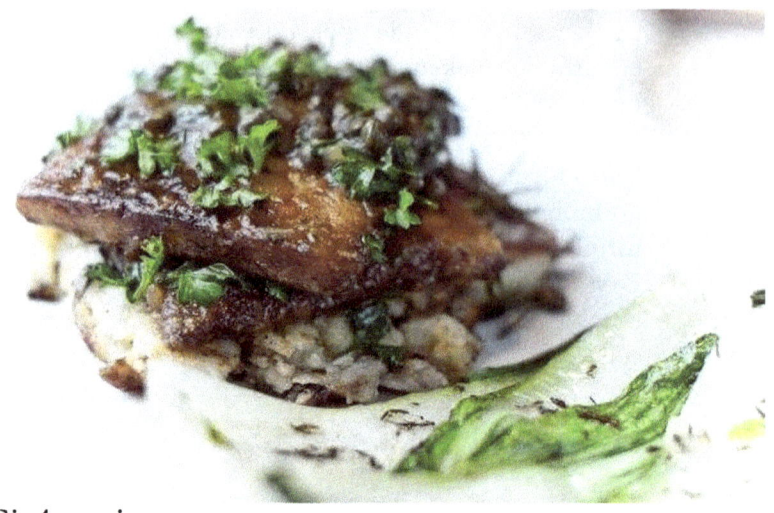

### Gir 4 porsjoner

- 2 Granny Smith-epler, grovhakkede
- $1/2$ kopper finhakket rødløk
- $1/2$ jalapeño chile, frøsådd og hakket
- 1 $1/2$ ts revet fersk ingefær
- 2 ss fersk limejuice
- 2 ts agave nektar
- Salt og nykvernet sort pepper
- 2 ss olivenolje
- 1 pund seitan, hjemmelaget eller kjøpt i butikken, skåret i $1/2$-tommers skiver

I en middels bolle kombinerer du epler, løk, chili, ingefær, limejuice, agavenektar og salt og pepper etter smak. Sette til side.

Varm oljen i en panne på middels varme. Tilsett seitanen og stek til den er brun på begge sider, snu en gang, ca 4 minutter per side. Smak til med salt og pepper etter smak. Tilsett eplejuicen og kok i et minutt til den reduseres. Server umiddelbart med eplesmak.

## 35. Seitan og brokkoli-shiitake røre

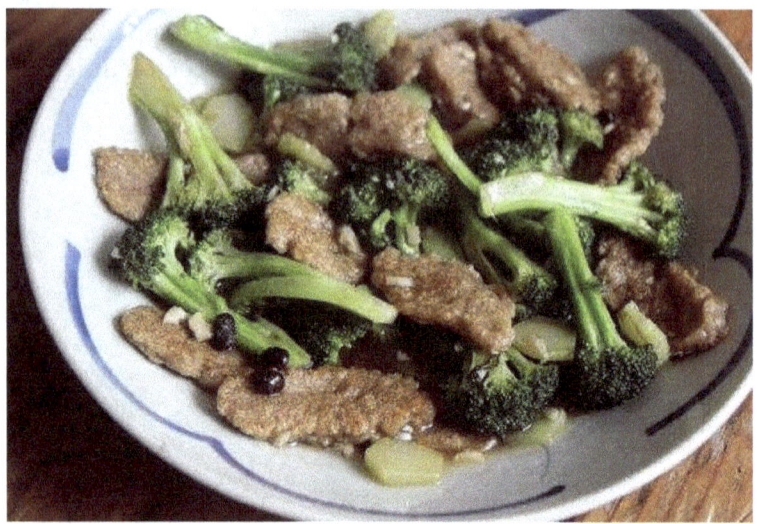

**Gir 4 porsjoner**

- 2 ss raps- eller druekjerneolje
- 10 gram seitan, hjemmelaget eller kjøpt i butikken, kuttet i $1/4$-tommers skiver
- 3 fedd hvitløk, finhakket
- 2 ts revet fersk ingefær
- grønn løk, hakket
- 1 middels haug brokkoli, kuttet i 1-tommers buketter
- 3 ss soyasaus
- 2 ss tørr sherry
- 1 ts ristet sesamolje
- 1 ss ristede sesamfrø

I en stor panne, varm 1 ss olje over middels høy varme. Tilsett seitanen og kok, rør av og til til den er lett brun, ca. 3 minutter. Ha seitanen over i en bolle og sett til side.

I samme panne, varm opp den resterende 1 ss olje over middels høy varme. Tilsett soppen og kok, rør ofte, til den er brun, ca 3 minutter. Rør inn hvitløk, ingefær og grønn løk og stek 30 sekunder lenger. Tilsett soppblandingen i den kokte seitanen og sett til side.

Tilsett brokkoli og vann i samme panne. Dekk til og kok til brokkolien begynner å bli lysegrønn, ca 3 minutter. Avdekke og kok, rør ofte, til væsken fordamper og brokkolien er sprø-mør, ca. 3 minutter lenger.

Ha seitan- og soppblandingen tilbake i gryten. Tilsett soyasaus og sherry og rør til seitanen og grønnsakene er varme, ca 3 minutter. Dryss over sesamolje og sesamfrø og server umiddelbart.

## 36. Seitan brosjetter med fersken

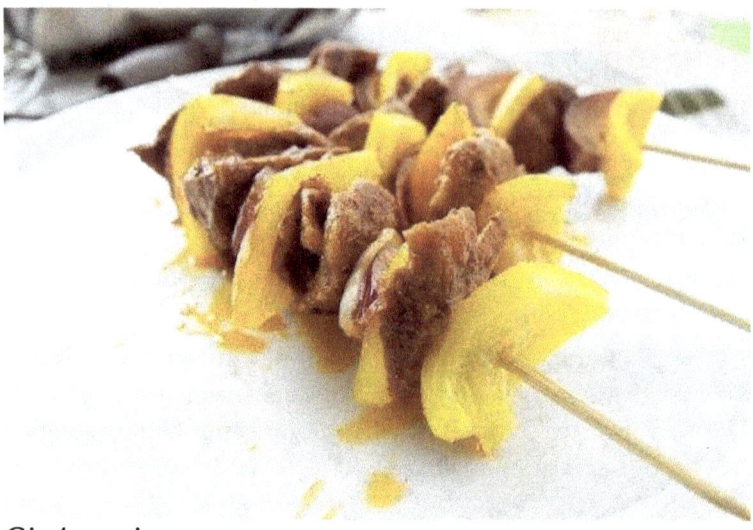

**Gir 4 porsjoner**

- ¹/₃ kopper balsamicoeddik _
- 2 ss tørr rødvin
- 2 ss lyst brunt sukker
- ¹/₄ kopper hakket fersk basilikum
- ¹/₄ kopper hakket fersk merian
- 2 ss finhakket hvitløk
- 2 ss olivenolje
- 1 pund seitan, hjemmelaget eller kjøpt i butikken, kuttet i 1-tommers biter
- sjalottløk, halvert på langs og blanchert
- Salt og nykvernet sort pepper
- 2 modne fersken, uthulet og kuttet i 1-tommers biter

Kombiner eddik, vin og sukker i en liten kjele og kok opp. Reduser varmen til middels og la det småkoke under omrøring til halvparten er redusert, ca. 15 minutter. Fjern fra varmen.

I en stor bolle kombinerer du basilikum, merian, hvitløk og olivenolje. Tilsett seitan, sjalottløk og fersken, og vend til belegg. Smak til med salt og pepper etter smak

Forvarm grillen. *Tre seitan, sjalottløk og fersken på spydene og pensle med balsamicoblandingen.

Legg brosjettene på grillen og stek til seitan og fersken er grillet, ca 3 minutter på hver side. Pensle med den resterende balsamicoblandingen og server umiddelbart.

*I stedet for å grille kan du legge disse brosjettene under broileren. Stek 4 til 5 tommer fra varmen til den er varm og lett brunet rundt kantene, ca. 10 minutter, snu en gang halvveis.

## 37. Grillet Seitan og grønnsakskabobs

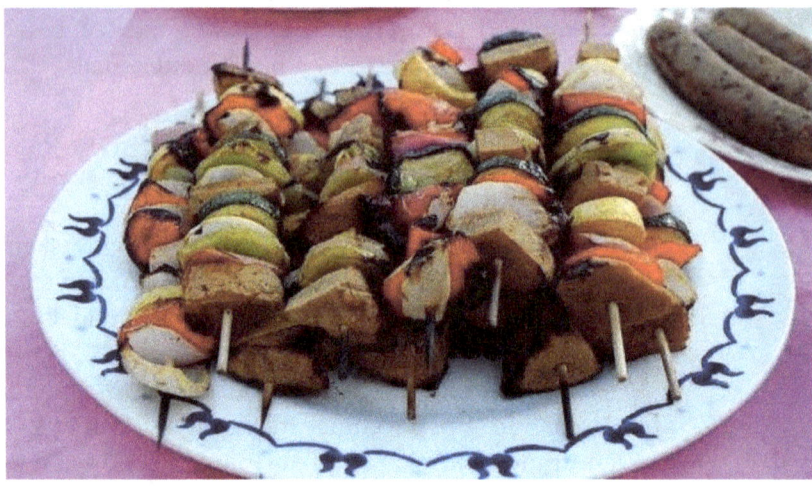

**Gir 4 porsjoner**

- $1/3$ kopper balsamicoeddik _
- 2 ss olivenolje
- 1 ss hakket fersk oregano eller 1 ts tørket
- 2 fedd hvitløk, finhakket
- $1/2$ ts salt _
- $1/4$ ts nykvernet sort pepper
- 1 pund seitan, hjemmelaget eller kjøpt i butikken, kuttet i 1-tommers terninger
- 7 gram små hvite sopp, lett skyllet og klappet tørr
- 2 små zucchini, kuttet i 1-tommers biter
- 1 middels gul paprika, kuttet i 1-tommers firkanter
- modne cherrytomater

I en middels bolle kombinerer du eddik, olje, oregano, timian, hvitløk, salt og sort pepper. Tilsett seitan, sopp, zucchini, paprika og tomater, snu til pels. Mariner ved romtemperatur i 30 minutter, snu av og til. Tøm seitanen og grønnsakene, behold marinaden.

Forvarm grillen. *Tre seitan, sopp og tomater på spyd.

Plasser spydene på den varme grillen og stek, snu kabobs en gang halvveis gjennom grillingen, ca. 10 minutter totalt. Drypp med en liten mengde av den reserverte marinaden og server umiddelbart.

*I stedet for å grille kan du sette disse spydene under broileren. Stek 4 til 5 tommer fra varmen til de er varme og lett brune rundt kantene, ca. 10 minutter, snu en gang halvveis gjennom stekingen.

## 38. Seitan En Croute

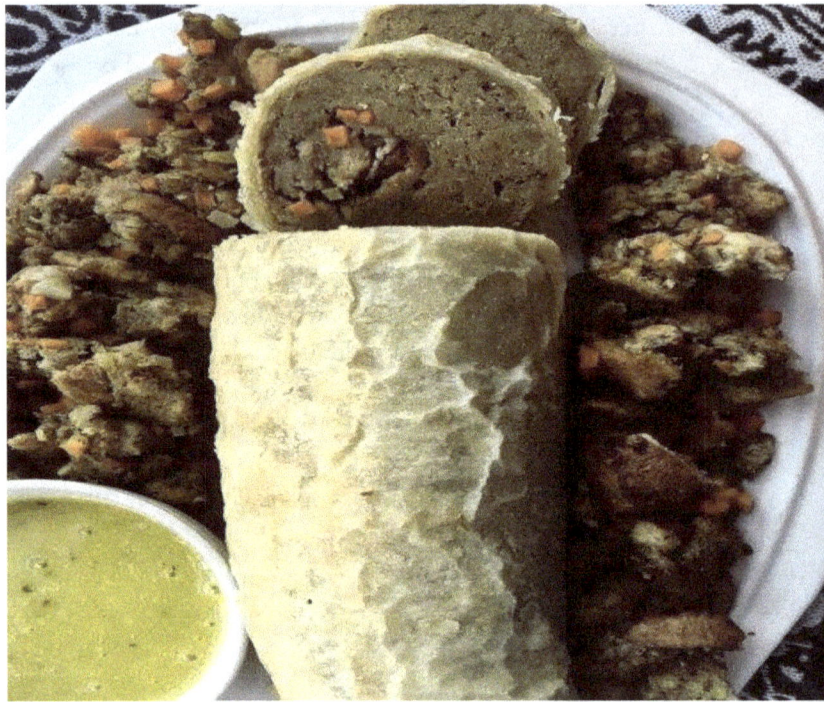

**Gir 4 porsjoner**

- 1 ss olivenolje
- 2 mellomstore sjalottløk, finhakket
- unser hvit sopp, hakket
- 1/4 kopper Madeira _
- 1 ss finhakket fersk persille
- $1/2$ ts tørket timian
- $1/2$ ts tørket velsmakende
- 2 kopper finhakkede tørre brødterninger
- Salt og nykvernet sort pepper
- 1 frossen butterdeigsplate, tint
- ( $1/4$-tommers tykke) seitanskiver ca. 3 X 4-tommers ovaler eller rektangler, klappet tørre

Varm oljen over middels varme i en stor panne. Tilsett sjalottløken og kok til den er myk, ca 3 minutter. Tilsett soppen og kok, rør av og til, til soppen er myk, ca 5 minutter. Tilsett Madiera, persille, timian og salte og kok til væsken nesten er fordampet. Rør inn brødterningene og smak til med salt og pepper. Sett til side til avkjøling.

Legg butterdeigsplaten på et stort stykke plastfilm på en flat arbeidsflate. Topp med enda et stykke plastfolie og bruk en kjevle til å kjevle ut deigen litt for å jevne ut. Skjær deigen i kvarte. Legg 1 skive seitan i midten av hvert deigstykke. Fordel fyllet mellom dem, fordel det for å dekke seitanen. Topp hver med de resterende seitanskivene. Brett opp deigen for å omslutte fyllet, krymp kantene med fingrene for å forsegle. Plasser konditorpakkene med sømsiden ned på en stor, usmurt bakeplate og avkjøl i 30 minutter. Forvarm ovnen til 400°F. Stek til skorpen er gyllenbrun, ca 20 minutter. Server umiddelbart.

## 39. Seitan og Potet Torta

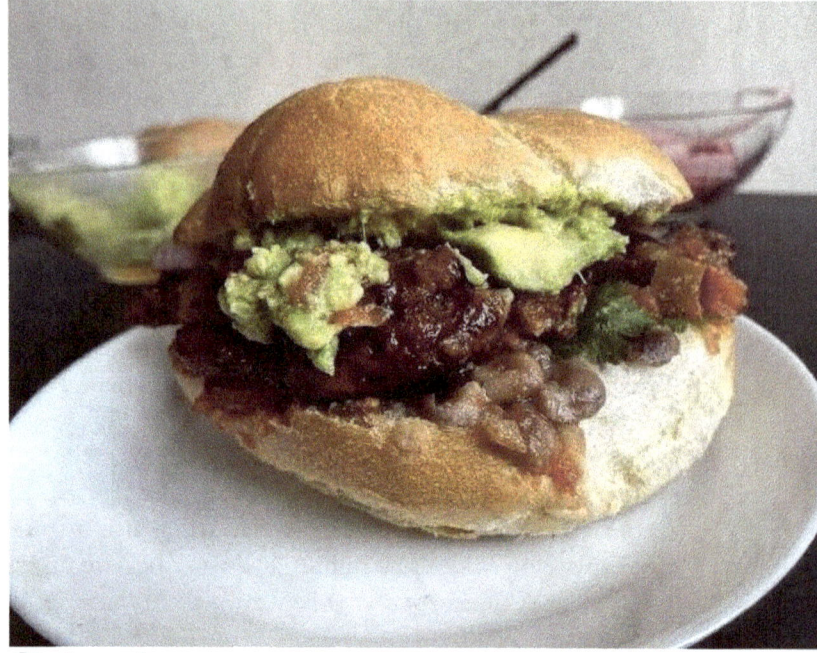

**Gir 6 porsjoner**

- 2 ss olivenolje
- 1 middels gul løk, finhakket
- 4 kopper hakket fersk babyspinat eller mangold
- 8 gram seitan, hjemmelaget eller kjøpt i butikken, finhakket
- 1 ts finhakket fersk merian
- $1/2$ ts malte fennikelfrø
- $1/4$ til $1/2$ ts knust rød pepper
- Salt og nykvernet sort pepper
- 2 pund Yukon Gold-poteter, skrellet og kuttet i $1/4$-tommers skiver
- $1/2$ kopper vegansk parmesan eller parmasio

Forvarm ovnen til 400°F. Olje lett en 3-liters gryte eller 9 x 13-tommers stekepanne og sett til side.

Varm opp 1 ss olje i en stor panne på middels varme. Tilsett løken, dekk til og stek til den er myk, ca 7 minutter. Tilsett spinaten og kok uten lokk til den er visnet, ca 3 minutter. Rør inn seitan, merian, fennikelfrø og knust rød pepper, og kok til det er godt blandet. Smak til med salt og pepper etter smak. Sette til side.

Fordel tomatskivene i bunnen av den tilberedte pannen. Topp med et lag med litt overlappende potetskiver. Pensle potetlaget med litt av de resterende 1 ss olje og smak til med salt og pepper. Fordel omtrent halvparten av seitan- og spinatblandingen over potetene. Topp med et nytt lag poteter, etterfulgt av den resterende seitan- og spinatblandingen. Topp med et siste lag poteter, drypp over resten av oljen og salt og pepper etter smak. Dryss over parmesan. Dekk til og stek til potetene er møre, 45 minutter til 1 time. Avdekk og fortsett å bake for å brune toppen, 10 til 15 minutter. Server umiddelbart.

## 40. Rustikk hyttepai

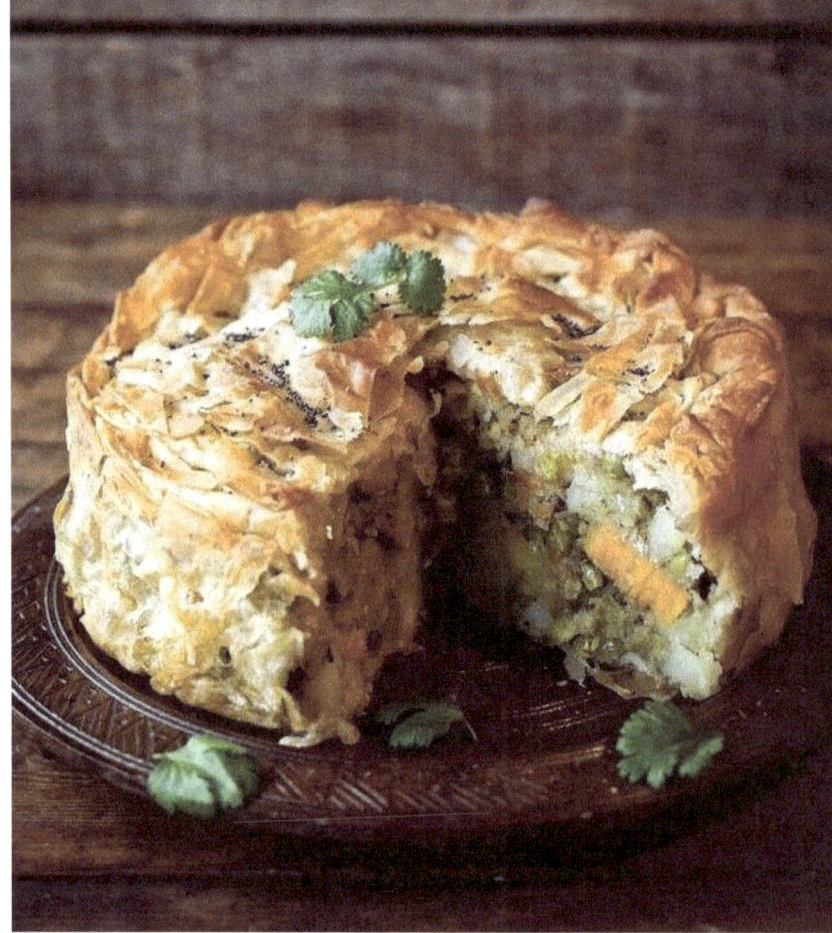

**Gir 4 til 6 porsjoner**

- Yukon Gold-poteter, skrelt og kuttet i 1-tommers terninger
- 2 ss vegansk margarin
- ¼ kopper vanlig usøtet soyamelk
- Salt og nykvernet sort pepper
- 1 ss olivenolje

- 1 middels gul løk, finhakket
- 1 middels gulrot, finhakket
- 1 selleriribbe, finhakket
- unser seitan, hjemmelaget eller kjøpt i butikken, finhakket
- 1 kopp frosne erter
- 1 kopp frosne maiskjerner
- 1 ts tørket velsmakende
- $1/2$ ts tørket timian

I en kjele med kokende saltet vann, kok potetene til de er møre, 15 til 20 minutter. Tøm godt og tilbake i kjelen. Tilsett margarin, soyamelk og salt og pepper etter smak. Mos grovt med en potetstapper og sett til side. Forvarm ovnen til 350°F.

Varm oljen over middels varme i en stor panne. Tilsett løk, gulrot og selleri. Dekk til og kok til de er møre, ca 10 minutter. Overfør grønnsakene til en 9 x 13-tommers stekepanne. Rør inn seitan, soppsaus, erter, mais, salt og timian. Smak til med salt og pepper etter smak og fordel blandingen jevnt i stekepannen.

Topp med potetmosen, spre seg til kantene av stekepannen. Stek til potetene er brune og fyllet er boblende, ca 45 minutter. Server umiddelbart.

## 41. Seitan med spinat og tomater

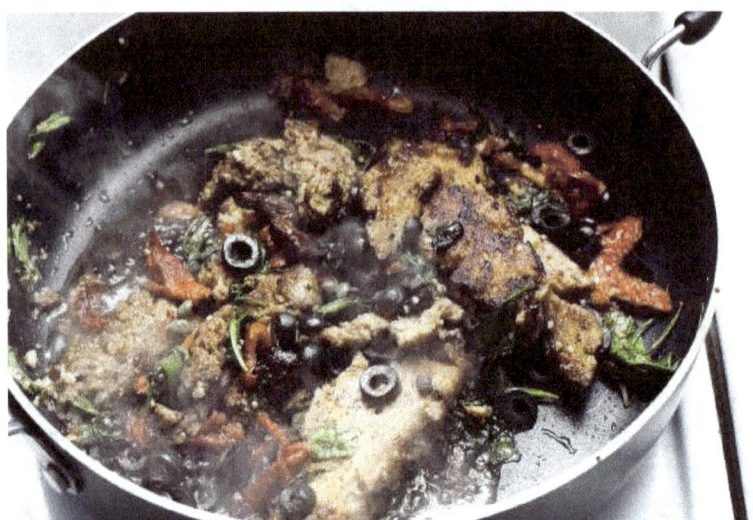

**Gir 4 porsjoner**

- 2 ss olivenolje
- 1 pund seitan, hjemmelaget eller kjøpt i butikken, kuttet i $1/4$-tommers strimler
- Salt og nykvernet sort pepper
- 3 fedd hvitløk, finhakket
- 4 kopper fersk babyspinat
- oljepakkede soltørkede tomater, kuttet i $1/4$-tommers strimler
- $1/2$ kopper Kalamata-oliven, halvert
- 1 ss kapers
- $1/4$ ts knust rød pepper

Varm oljen over middels varme i en stor panne. Tilsett seitanen, smak til med salt og sort pepper og stek til den er brun, ca 5 minutter på hver side.

Tilsett hvitløken og stek i 1 minutt for å bli myk. Tilsett spinaten og kok til den er visnet, ca 3 minutter. Rør inn tomater, oliven, kapers og knust rød pepper. Smak til med salt og sort pepper etter smak. Kok under omrøring til smakene har blandet seg, ca 5 minutter

Server umiddelbart.

## 42. Seitan og kamskjellpoteter

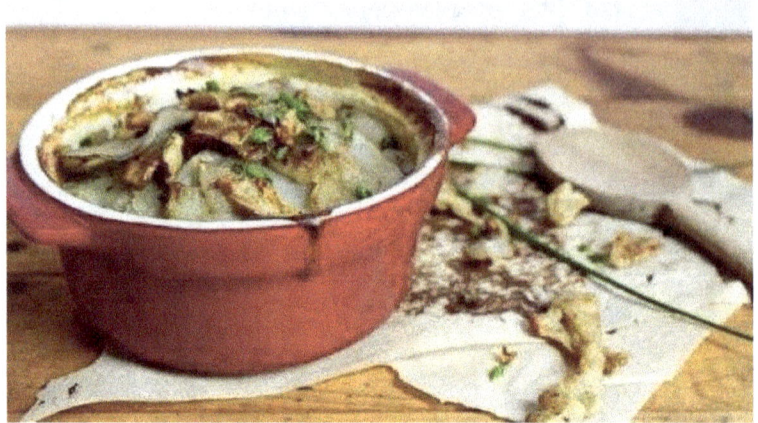

**Gir 4 porsjoner**

- 2 ss olivenolje
- 1 liten gul løk, finhakket
- ¼ kopper hakket grønn paprika
- store Yukon Gold-poteter, skrelt og kuttet i ¹/₄-tommers skiver
- ½ ts salt _
- ¹/₄ ts nykvernet sort pepper
- 10 gram seitan, hjemmelaget eller kjøpt i butikken, hakket
- ¹/₂ kopper vanlig usøtet soyamelk
- 1 ss vegansk margarin
- 2 ss hakket fersk persille, som garnityr

Forvarm ovnen til 350°F. Olje lett en 10-tommers firkantet stekepanne og sett til side.

Varm oljen over middels varme i en panne. Tilsett løk og paprika og stek til de er møre, ca 7 minutter. Sette til side.

Legg halvparten av potetene lagvis i den tilberedte stekepannen og dryss med salt og sort pepper etter smak. Dryss løk- og paprikablandingen og den hakkede seitanen på toppen av potetene. Topp med de resterende potetskivene og smak til med salt og sort pepper.

Kombiner den brune sausen og soyamelken i en middels bolle til den er godt blandet. Hell over potetene. Prikk det øverste laget med margarin og dekk godt med folie. Stek i 1 time. Fjern folien og stek i ytterligere 20 minutter eller til toppen er gyllenbrun. Server umiddelbart drysset med persillen.

## 43. Koreansk nudelrøring

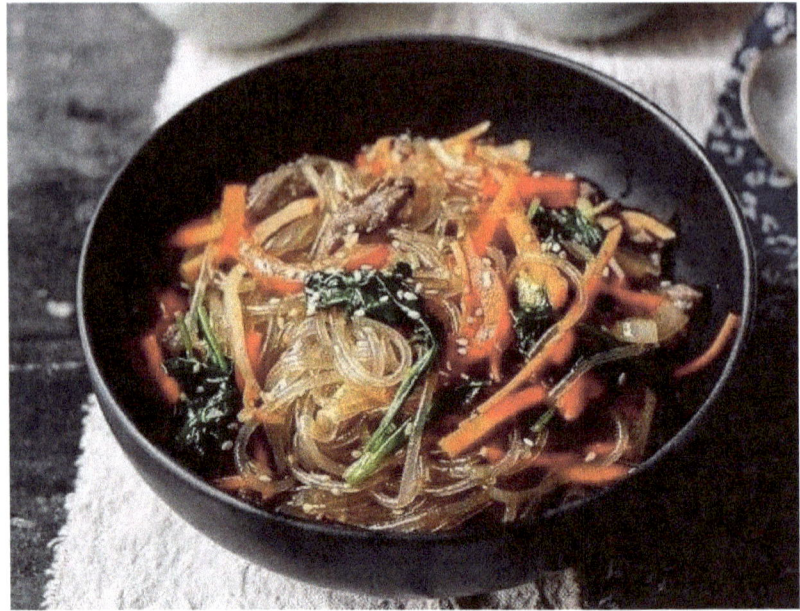

**Gir 4 porsjoner**

- 8 gram dang myun eller bønnetrådnudler
- 2 ss ristet sesamolje
- 1 ss sukker
- ¼ ts salt _
- ¹/₄ ts malt cayennepeper
- 2 ss raps- eller druekjerneolje
- 8 gram seitan, hjemmelaget eller kjøpt i butikken, kuttet i ¹/₄ tommers strimler
- 1 middels løk, halvert på langs og i tynne skiver
- 1 middels gulrot, kuttet i tynne fyrstikker
- 6 gram fersk shiitake-sopp, stilket og i tynne skiver
- 3 kopper finskåret bok choy eller annen asiatisk kål
- 3 grønne løk, hakket
- 3 fedd hvitløk, finhakket

- 1 kopp bønnespirer
- 2 ss sesamfrø, til pynt

Bløtlegg nudlene i varmt vann i 15 minutter. Tøm og skyll under kaldt vann. Sette til side.

Kombiner soyasaus, sesamolje, sukker, salt og cayenne i en liten bolle og sett til side.

I en stor panne, varm 1 ss olje over middels høy varme. Tilsett seitanen og stek til den er brun, ca. 2 minutter. Ta ut av pannen og sett til side.

Tilsett de resterende 1 ss rapsolje i samme panne og varm opp over middels høy varme. Tilsett løk og gulrot og stek til den er myk, ca 3 minutter. Tilsett sopp, bok choy, grønn løk og hvitløk og stek til den er myk, ca. 3 minutter.

Tilsett bønnespirene og stek i 30 sekunder, tilsett deretter de kokte nudlene, brunet seitan og soyasausblandingen og rør for å dekke. Fortsett å lage mat, rør av og til, til ingrediensene er varme og godt kombinert, 3 til 5 minutter. Ha over i et stort serveringsfat, dryss over sesamfrø og server umiddelbart.

## 44. Jerk-krydret Red Bean Chili

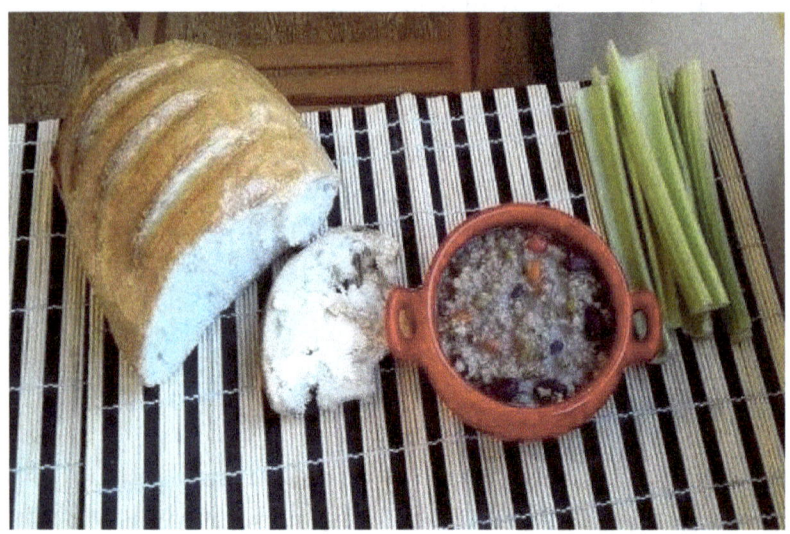

**Gir 4 porsjoner**

- 1 ss olivenolje
- 1 middels løk, hakket
- 10 gram seitan, hjemmelaget eller kjøpt i butikken, hakket
- 3 kopper kokte eller 2 (15,5 unse) bokser mørkerøde kidneybønner, drenert og skylt
- (14,5 unse) kan knuste tomater
- (14,5-unse) kan terninger tomater, drenert
- (4-unse) kan hakket mild eller varm grønn chili, drenert
- $^1/_2$ kopper grillsaus, hjemmelaget eller kjøpt i butikken
- 1 kopp vann
- 1 ss soyasaus
- 1 ss chilipulver
- 1 ts malt spisskummen
- 1 ts malt allehånde

- 1 ts sukker
- ½ ts malt oregano
- ¼ ts malt cayennepeper
- ½ ts salt
- ¼ ts nykvernet sort pepper

I en stor gryte, varm oljen over middels varme. Tilsett løk og seitan. Dekk til og stek til løken er myk, ca 10 minutter.

Rør inn kidneybønnene, knuste tomater, tomater i terninger og chili. Rør inn grillsaus, vann, soyasaus, chilipulver, spisskummen, allehånde, sukker, oregano, cayenne, salt og sort pepper.

Kok opp, reduser deretter varmen til middels og la det småkoke under lokk til grønnsakene er møre, ca 45 minutter. Ta av lokk og la det småkoke i ca 10 minutter lenger. Server umiddelbart.

## 45. Høst medley gryterett

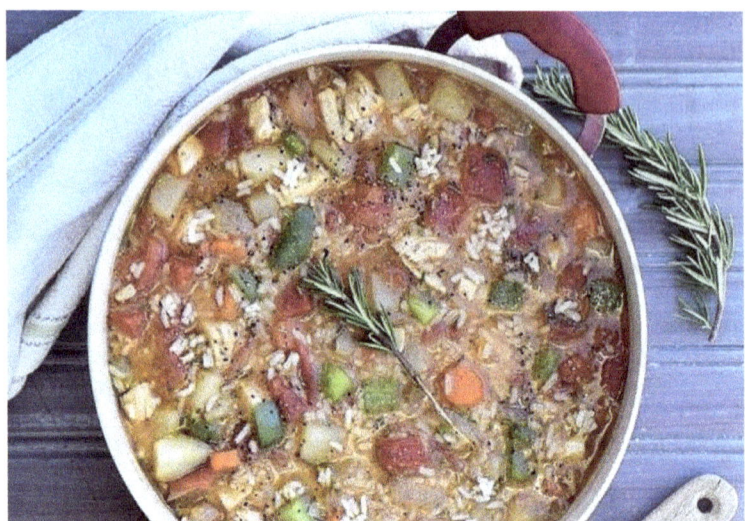

**Gir 4 til 6 porsjoner**

- 2 ss olivenolje
- 10 gram seitan, hjemmelaget eller kjøpt i butikken, kuttet i 1-tommers terninger
- Salt og nykvernet sort pepper
- 1 stor gul løk, hakket
- 2 fedd hvitløk, finhakket
- 1 stor russetpotet, skrelt og kuttet i $^1/_2$-tommers terninger
- 1 middels pastinakk, kuttet i $^1/_4$-tommers terninger hakket
- 1 liten butternut squash, skrellet, halvert, frøet og kuttet i $^1/_2$-tommers terninger
- 1 lite hode savoykål, hakket
- 1 (14,5 unse) boks tomater i terninger, drenert
- 1 $^1/2$ kopper kokte eller $_1$ (15,5 unse) boks kikerter, drenert og skylt

- 2 kopper grønnsaksbuljong, hjemmelaget (se Lett grønnsaksbuljong ) eller kjøpt i butikken, eller vann
- $1/2$ ts tørket merian
- $1/2$ ts tørket timian
- $1/2$ kopper smuldret englehårpasta

I en stor panne, varm 1 ss olje over middels høy varme. Tilsett seitanen og stek til den er brun på alle sider, ca 5 minutter. Smak til med salt og pepper og sett til side.

I en stor kjele, varm opp den resterende 1 ss olje over middels varme. Tilsett løk og hvitløk. Dekk til og kok til den er myk, ca 5 minutter. Tilsett potet, gulrot, pastinakk og squash. Dekk til og kok til den er myk, ca 10 minutter.

Rør inn kål, tomater, kikerter, buljong, vin, merian, timian og salt og pepper etter smak. Kok opp, og reduser deretter varmen til lav. Dekk til og kok, rør av og til, til grønnsakene er møre, ca 45 minutter. Tilsett den kokte seitanen og pastaen og la det småkoke til pastaen er mør og smakene er blandet, ca 10 minutter lenger. Server umiddelbart.

## 46. Italiensk ris med Seitan

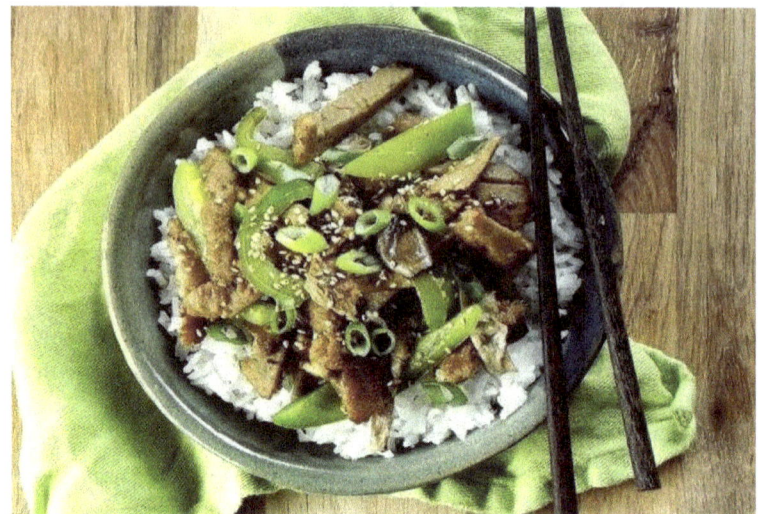

**Gir 4 porsjoner**

- 2 kopper vann
- 1 kopp langkornet brun eller hvit ris
- 2 ss olivenolje
- 1 middels gul løk, hakket
- 2 fedd hvitløk, finhakket
- 10 gram seitan, hjemmelaget eller kjøpt i butikken, hakket
- 4 gram hvit sopp, hakket
- 1 ts tørket basilikum
- $1/2$ ts malte fennikelfrø
- $1/4$ ts knust rød pepper
- Salt og nykvernet sort pepper

I en stor kjele, kok opp vannet over høy varme. Tilsett risen, reduser varmen til lav, dekk til og kok til den er mør, ca 30 minutter.

Varm oljen over middels varme i en stor panne. Tilsett løken, dekk til og stek til den er myk, ca 5 minutter. Tilsett seitanen og stek uten lokk til den er brun. Rør inn soppen og kok til den er mør, ca 5 minutter lenger. Rør inn basilikum, fennikel, knust rød pepper og salt og sort pepper etter smak.

Overfør den kokte risen til en stor serveringsbolle. Rør inn seitanblandingen og bland godt. Tilsett en sjenerøs mengde sort pepper og server umiddelbart.

## 47. To-potet hasj

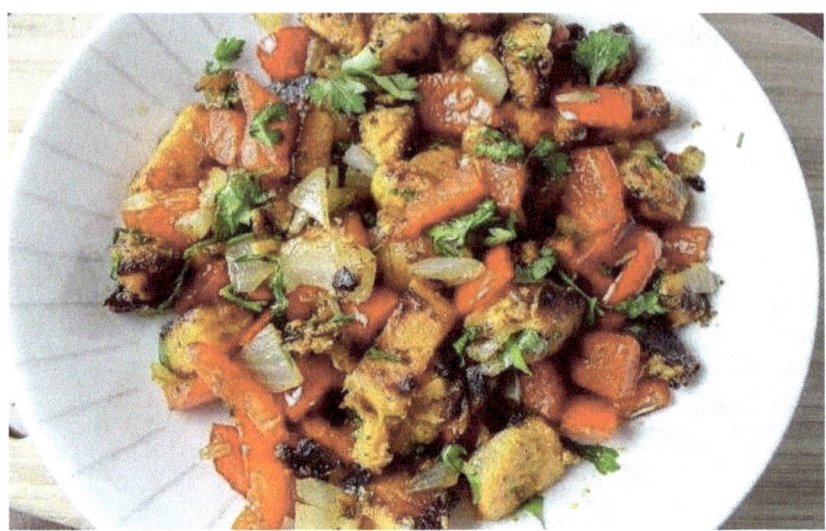

**Gir 4 porsjoner**

- 2 ss olivenolje
- 1 middels rødløk, hakket
- 1 middels rød eller gul paprika, hakket
- 1 kokt middels russetpotet, skrelt og kuttet i 1/2-tommers terninger
- 1 kokt middels søtpotet, skrelt og kuttet i 1/2-tommers terninger
- 2 kopper hakket seitan, hjemmelaget
- Salt og nykvernet sort pepper

48. Varm oljen over middels varme i en stor panne. Tilsett løk og paprika. Dekk til og kok til den er myk, ca 7 minutter.

49. Tilsett hvitpotet, søtpotet og seitan og smak til med salt og pepper. Kok uten lokk til den er lett brun, rør ofte, ca. 10 minutter. Serveres varm.

## 48. Rømme Seitan Enchiladas

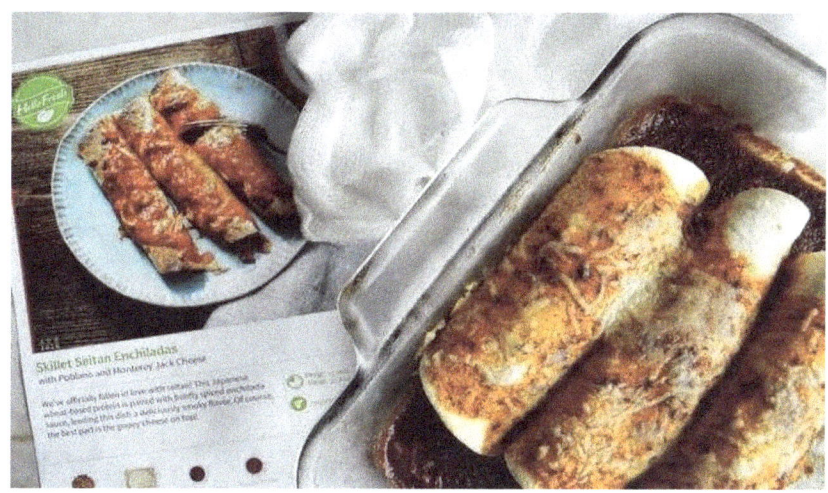

SERVER 8
INGREDIENSER

Seitan

- 1 kopp vitalt hveteglutenmel
- 1/4 kopp kikertmel
- 1/4 kopp næringsgjær
- 1 ts løkpulver
- 1/2 ts hvitløkspulver
- 1 1/2 ts vegetabilsk kraftpulver
- 1/2 kopp vann
- 2 ss ferskpresset sitronsaft
- 2 ss soyasaus
- 2 kopper grønnsaksbuljong

Rømmesaus

- 2 ss vegansk margarin

- 2 ss mel
- 1 1/2 kopper grønnsaksbuljong
- 2 (8 oz) kartonger vegansk rømme
- 1 kopp salsa verde (tomatillo salsa)
- 1/2 ts salt
- 1/2 ts kvernet hvit pepper
- 1/4 kopp hakket koriander

Enchiladas

- 2 ss olivenolje
- 1/2 middels løk, i terninger
- 2 fedd hvitløk, finhakket
- 2 serrano chili, hakket (se tips)
- 1/4 kopp tomatpuré
- 1/4 kopp vann
- 1 ss spisskummen
- 2 ss chilipulver
- 1 ts salt
- 15-20 maistortillas
- 1 (8 oz) pakke Daiya Cheddar Style Shreds
- 1/2 kopp hakket koriander

METODE

a) Forbered seitanen. Forvarm ovnen til 325 grader Fahrenheit. Smør en ildfast form med lokk lett med non-stick spray. Kombiner mel, næringsgjær, krydder og grønnsakskraftpulver i en stor bolle. Bland vann, sitronsaft og soyasaus i en liten bolle. Tilsett de våte ingrediensene til de tørre ingrediensene og rør til det blir en deig. Juster mengde vann eller gluten etter behov (se tips). Elt deigen i 5 minutter, og form deretter til et brød.

Legg seitanen i en ildfast form og dekk med 2 kopper grønnsaksbuljong. Dekk til og kok i 40 minutter. Vend brødet, dekk til og stek i ytterligere 40 minutter. Ta seitanen ut av fatet og la den hvile til den er kjølig nok til å håndtere.

b) Stikk en gaffel i toppen av seitan-brødet og hold den på plass med én hånd. Bruk en annen gaffel til å rive brødet i små biter og smuldre.

c) Tilbered rømmesausen. Smelt margarinen i en stor kjele på middels varme. Rør inn melet med en stålvisp og stek i 1 minutt. Hell sakte i grønnsaksbuljongen mens du hele tiden visper til den er jevn. Kok i 5 minutter, fortsett å visp, til sausen har tyknet. Visp inn rømme og salsa verde, og rør deretter inn de resterende sausingrediensene. Ikke la koke, men kok til den er gjennomvarme. Fjern fra varmen og sett til side.

d) Forbered enchiladaene. Varm olivenolje i en stor panne på middels varme. Tilsett løk og stek i 5 minutter eller til den er gjennomsiktig. Tilsett hvitløk og Serrano chili og stek i 1 minutt til. Rør inn strimlet seitan, tomatpuré, spisskummen, chilipulver og salt. Kok i 2 minutter, fjern deretter fra varmen.

e) Forvarm ovnen til 350 grader fahrenheit. Varm opp tortillaene på en stekepanne eller i mikrobølgeovnen og dekk til med et kjøkkenhåndkle. Fordel 1 kopp rømmesaus langs bunnen av en 5 liters bakebolle. Legg en snau 1/4 kopp av den strimlede seitanblandingen og 1 ss Daiya på en tortilla. Rull sammen og legg i bakebollen med sømsiden ned. Gjenta med de resterende tortillaene. Dekk enchiladaene med den resterende rømmesausen, og dryss deretter over Daiya.

f) Stek enchiladas i 25 minutter eller til de bobler og er lett brune. La avkjøles i 10 minutter. Dryss over 1/2 kopp hakket koriander og server.

## 49. Vegansk fylt seitan-stek

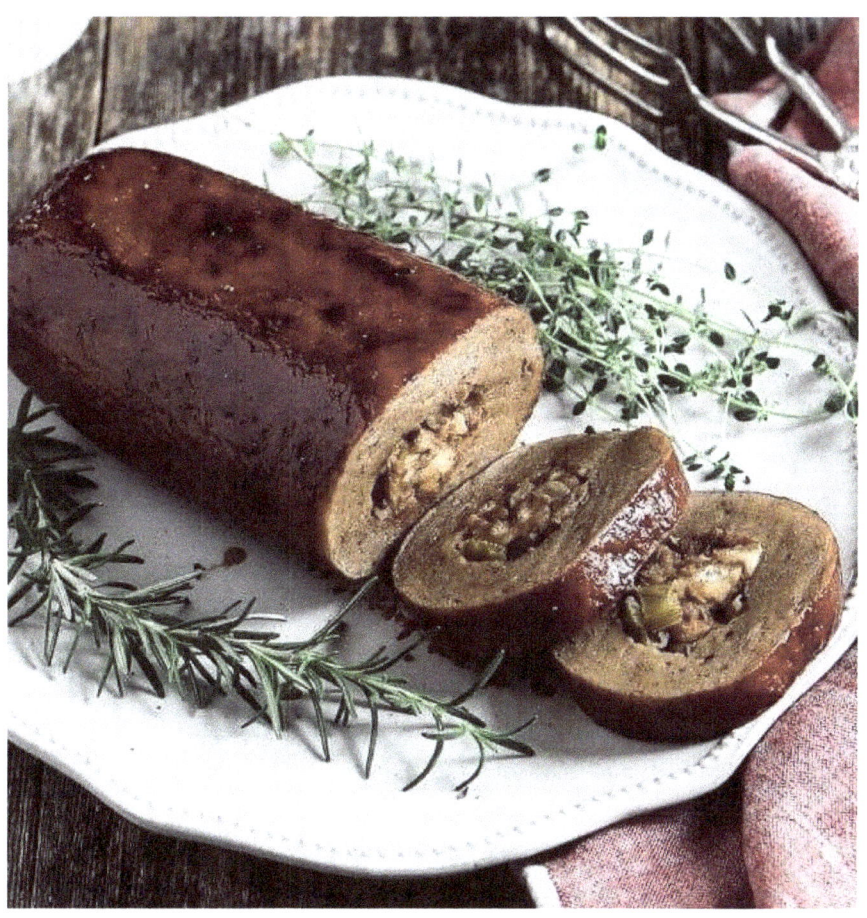

Ingredienser

 For seitanen:
- 4 store fedd hvitløk
- 350 ml grønnsaksbuljong kald
- 2 ss solsikkeolje
- 1 ts Marmite valgfritt
- 280 g livsviktig hvetegluten

- 3 ss næringsgjærflak
- 2 ts søt paprika
- 2 ts grønnsaksbuljongpulver
- 1 ts ferske rosmarinnåler
- ½ ts sort pepper

Plus:
- 500 g Vegansk rødkål og soppfyll
- 300 g krydret gresskarpuré
- Metrisk – vanlig i USA


Bruksanvisning
a) Forvarm ovnen til 180 °C (350 °F/gassmerke 4).
b) I en stor miksebolle blander du det viktige hvetegluten, næringsgjær, buljongpulver, paprika, rosmarin og sort pepper.
c) Bruk en blender (benkeplate eller nedsenking), bland hvitløk, kraft, olje og Marmite sammen, og legg deretter til de tørre ingrediensene.
d) Bland godt til alt er blandet, og elt deretter i fem minutter. (merknad 1)
e) På et stort stykke silikonbakepapir ruller du ut seitanen til en vagt rektangulær form til den er rundt 1,5 cm (½") tykk.
f) Smør rikelig med gresskarpuréen, og legg deretter et lag av kål- og soppfarsen.
g) Bruk bakepapiret, og begynn ved en av de korte endene, rull seitanen forsiktig sammen til en kubbeform. Prøv å ikke strekke seitanen mens du gjør dette. Press endene av seitanen sammen for å forsegle.

h) Pakk stokken tett inn i aluminiumsfolie. Hvis folien din er tynn, bruk to eller tre lag.
i) (Jeg pakker min inn som en gigantisk fløtekaramell – og vrir endene av folien tett for å hindre at den løsnes!)
j) Plasser seitanen direkte på en hylle i midten av ovnen, og stek i to timer, snu den hvert 30. minutt for å sikre jevn matlaging og bruning.
k) Når den er tilberedt, la den fylte seitan-steken hvile i innpakningen i 20 minutter før den skjæres i skiver.
l) Server med tradisjonelle stekte grønnsaker, soppsaus på forhånd og alt annet tilbehør du har lyst på.

## 50. Kubansk Seitan Sandwich

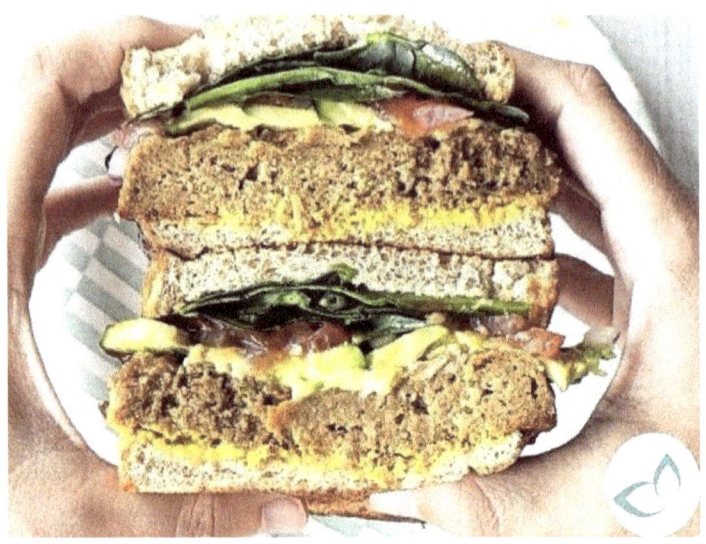

Ingredienser

- Mojo stekt seitan:
- 3/4 kopp fersk appelsinjuice
- 3 ss fersk limejuice
- 3 ss olivenolje
- 4 fedd hvitløk, finhakket
- 1 ts tørket oregano
- 1/2 ts malt spisskummen
- 1/2 ts salt
- 1/2 pund seitan, skåret i 1/4-tommers tykke skiver

For montering:

- 4 (6- til 8-tommers lange) veganske ubåtssandwichruller, eller 1 myk vegansk italiensk brød, skåret i bredden i 4 stykker
- Vegansk smør, ved romtemperatur, eller olivenolje
- Gul sennep

- 1 kopp brød-og-smør pickles skiver 8 skiver butikkkjøpt vegansk skinke
- 8 skiver mildt smakende vegansk ost (amerikansk eller gulost smak foretrukket)

Veibeskrivelse

a) Forbered seitanen: Forvarm ovnen til 375 °F. Visp sammen alle mojo-ingrediensene unntatt seitanen i en 7 x 11-tommers stekepanne av keramikk eller glass. Tilsett seitan-strimlene og bland for å dekke med marinaden. Stek i 10 minutter, og vend deretter skivene én gang, til kantene er lett brunet og det fortsatt er litt saftig marinade igjen (ikke overstek!). Ta ut av ovnen og sett til side til avkjøling.

b) Sett sammen smørbrødene: Del hver rull eller brødbit i to horisontalt og fordel begge halvdelene sjenerøst med smøret eller pensle med olivenolje. På den nederste halvdelen av hver rull smører du et tykt lag sennep, noen skiver sylteagurk, to skiver skinke og en fjerdedel av seitanskivene, og topp med to skiver av osten.

c) Dupp litt av den resterende marinaden på den kuttede siden av den andre halvdelen av rullen, og legg deretter på den nedre halvdelen av smørbrødet. Pensle utsiden av smørbrødet med litt mer olivenolje eller smør med smøret.

d) Forvarm en 10- til 12-tommers støpejernspanne over middels varme. Overfør forsiktig to smørbrød til pannen, og topp med noe tungt og varmebestandig, for eksempel en annen støpejernspanne eller en murstein dekket med flere lag kraftig aluminiumsfolie. Grill smørbrødet i 3 til 4 minutter, følg nøye med for å forhindre at brødet brenner seg; om nødvendig, senk varmen litt mens smørbrødet koker.

e) Når brødet ser ristet ut, fjern pannen/mursteinen og bruk en bred slikkepott til å snu hver sandwich forsiktig. Trykk igjen med vekten og stek i ytterligere 3 minutter eller så, til osten er varm og smeltet.

f) Fjern vekten, overfør hver sandwich til et skjærebrett og skjær diagonalt med en tagget kniv. Server ho

## KONKLUSJON

Tempeh gir en sterkere nøtteaktig smak og er tettere og høyere i fiber og protein. Seitan er sneakiere enn tempeh fordi den ofte kan passere som kjøtt på grunn av den smakfulle smaken. Som en bonus er det også høyere i protein og lavere i karbohydrater.

Seitan er det minst plantebaserte proteinet som krever minst mulig forberedelse. Du kan vanligvis erstatte seitan med kjøtt i oppskrifter med en 1:1-erstatning, og i motsetning til kjøtt, trenger du ikke varme før du spiser. En av de beste måtene å bruke den på er som smuldrer i en pastasaus.

Når det gjelder tempeh, er det viktig å marinere godt. Marinadealternativer kan inkludere soyasaus, lime- eller sitronsaft, kokosmelk, peanøttsmør, lønnesirup, ingefær eller krydder. Hvis du ikke har timer til å marinere tempehen, kan du dampe den med vann for å myke den opp og gjøre den mer porøs.

www.ingramcontent.com/pod-product-compliance
Lightning Source LLC
Chambersburg PA
CBHW050348120526
44590CB00015B/1607